Dr. Puru Trivedi
Dr. Sanjay Kumar Sharma

Oclusão completa da prótese

Dr. Puru Trivedi
Dr. Sanjay Kumar Sharma

Oclusão completa da prótese

Principais conceitos e técnicas

ScienciaScripts

Imprint

Any brand names and product names mentioned in this book are subject to trademark, brand or patent protection and are trademarks or registered trademarks of their respective holders. The use of brand names, product names, common names, trade names, product descriptions etc. even without a particular marking in this work is in no way to be construed to mean that such names may be regarded as unrestricted in respect of trademark and brand protection legislation and could thus be used by anyone.

Cover image: www.ingimage.com

This book is a translation from the original published under ISBN 978-620-7-84298-8.

Publisher:
Sciencia Scripts
is a trademark of
Dodo Books Indian Ocean Ltd. and OmniScriptum S.R.L publishing group

120 High Road, East Finchley, London, N2 9ED, United Kingdom
Str. Armeneasca 28/1, office 1, Chisinau MD-2012, Republic of Moldova, Europe
Printed at: see last page
ISBN: 978-620-8-02830-5

ÍNDICE

<u>INTRODUÇÃO</u>

A oclusão é uma das partes mais importantes do tratamento de pacientes com próteses dentárias completas. Muitas próteses dentárias falham se a oclusão não for planeada ou desenvolvida em harmonia, pelo que o conceito de oclusão é universal. O conceito de oclusão relativo ao desenho e fabrico de uma oclusão protética deu origem a controvérsias fascinantes entre oclusões. A oclusão é o encontro ou contacto entre os dentes mandibulares e maxilares e é um conceito dinâmico. Uma compreensão firme das relações oclusais é essencial para qualquer fase da medicina dentária restauradora. A importância da oclusão para o sucesso ou fracasso global do tratamento tem sido enfatizada pelos protésicos.

Os dentistas estão conscientes da necessidade de uma melhor compreensão da fisiologia do sistema mastigatório e da sua aplicação no serviço de prótese total. A oclusão tem sido o campo de batalha tradicional da medicina dentária e tem havido uma desconcertante falta de preocupação com os conceitos, princípios, teorias e métodos para avaliar e tratar a relação disfuncional do sistema mastigatório. Ao longo do tempo, a profissão de dentista dividiu-se em grupos, alguns com uma abordagem extremamente sectária do tema da oclusão. Atualmente, a tendência geral no campo da oclusão é para a tolerância - tolerância para diferentes conceitos e teorias. A abordagem concetual e clínica da oclusão tem vindo a mudar da adesão a crenças e dogmas estreitos para uma procura livre e aberta da compreensão de uma vasta gama de conceitos oclusais.

A literatura sobre oclusão é extensa, variada e confusa, dando origem a uma considerável controvérsia. Ao longo dos anos, várias filosofias surgiram como tentativas de explicar a oclusão e orientar os profissionais na utilização de várias técnicas e abordagens clínicas, cada uma com objectivos muito distintos. Algumas destas filosofias foram agora descartadas devido aos seus objectivos limitados e observações sazonais.

Foram avançadas muitas teorias e conceitos, com ideias preconcebidas sobre o funcionamento da mandíbula e sobre a forma de restaurar o sistema estomatognático ao normal, uma vez desintegrado. Um conhecimento profundo dos vários conceitos, percepções, teorias e filosofias ajudaria o prostodontista a avaliar e a tratar os doentes edêntulos de acordo com os méritos de cada caso individual.

Historicamente, a prótese dentária completa tem estado na vanguarda do estudo da oclusão e muitos dos termos utilizados na oclusão têm a sua origem nesta disciplina. A razão pela qual a oclusão sempre foi uma consideração nas provisões da prótese dentária completa removível é porque a adoção de uma boa prática de oclusão tem um impacto significativo e imediato no sucesso geral do tratamento, uma vez que oferece estabilidade à prótese.

<u>HISTÓRIA</u>

A oclusão tem sido, desde há muito, objeto de frustração e debate. Também tem sido largamente avançada na compreensão das próteses removíveis. Muito simplesmente, é nos casos de próteses removíveis que as reabilitações de boca inteira são efectuadas por rotina. A esmagadora maioria da medicina dentária dentária é feita com um ou dois dentes de cada vez, sem um plano a longo prazo para otimizar o esquema oclusal.

Recuando um pouco mais de 100 anos, houve a frustração da estabilidade da arcada cruzada em casos de próteses completas. A ideia de criar uma oclusão plana, em que os dentes batem sempre de ambos os lados, foi o primeiro esforço para estabilizar e repor as próteses em função. A oclusão bilateral equilibrada é um conceito importante e ajudou, mas não é a história completa.

Na década de 1930, foram desenvolvidos os conceitos que atualmente se designam por gnatologia e, essencialmente, foi valorizada a importância das saliências nos dentes. Isto dá origem a várias coisas importantes e algumas que todos nós conhecemos, como os enceramentos PK Thomas. A incorporação da morfologia natural no esquema oclusal foi benéfica - e combinada com a oclusão bilateral equilibrada, permitiu um conforto muito maior e uma eficiência funcional muito maior. No entanto, também não respondia ao enigma completo da oclusão.

Cerca de 20 anos mais tarde, surgiu a ideia de que essa relação funcional era determinada não pelas saliências dos dentes, mas sim pela relação da mandíbula. A primeira definição de Relação Cêntrica orientou a forma como efectuámos os registos de mordida e, embora não seja necessariamente uma posição fisiológica, pelo menos permitiu a repetição dos registos nestes casos. A profissão agarrou este conceito e tem vindo a ensiná-lo em todas as escolas de medicina dentária desde então. É conveniente para a repetição dos registos, mas os casos não se reabilitaram de forma previsível utilizando a abordagem CR. Em resposta a isso, alterámos a definição desse verdadeiro ponto de RC. Alterámo-lo do mais superior para o superior posterior, para o superior anterior e para quase 30 outros pontos verdadeiros e, em seguida, criámos espaço de manobra com conceitos como cêntrico longo. O que faltava era que os doentes que estávamos a tratar não eram simplesmente crânios.

No início dos anos 70, foi efectuada uma "investigação" pioneira que combinava tecnologias externas à medicina dentária para avaliar os músculos da mastigação. Ocorreu aos Drs. Barney Jankelson e John Radke que, se fizéssemos a nossa avaliação e tomássemos as nossas decisões tendo os músculos como um componente mais central, poderíamos de facto ter mais sucesso. Dado que 90% da dor no corpo é de origem muscular, isto dá ao dentista acesso direto e controlo sobre a fonte da dor! Utilizando tecnologia como o TENS de frequência ultra baixa (ULF-TENS), os músculos podem ser relaxados até ao seu estado neutro. Em fisiologia, referimo-nos a este estado como o potencial máximo de ação dos músculos, mas na prática é simplesmente onde eles estão felizes. Começar o desenvolvimento destes casos a partir do ponto em que os músculos estão satisfeitos e combinados com a avaliação e apreciação da relação articular, bem como a criação de relações dentárias estéticas ideais, é o próximo passo na evolução da oclusão.

A oclusão inicial centrava-se apenas na micro-oclusão ou nas relações dente a dente. Depois, a Centric Relation reconheceu que havia um lado mais alargado e analisou as relações entre os maxilares". Existe ainda um lado mais alargado; a incorporação não só dos dentes, mas também dos ossos, bem como dos músculos e dos vários tecidos moles de suporte, permite uma avaliação ideal e completa.

O dentista fisiológico presta uma atenção especial à micro-oclusão, mas também está ciente da macro-oclusão e da relação maxilar-mandíbula e a postura é uma parte crítica e fundamental do diagnóstico do paciente. A evolução de uma visão estreita apenas dos dentes para uma decisão baseada nos dentes e nos ossos estava ainda muito aquém da forma como o ser humano funciona. A abordagem que inclui os músculos, ou a abordagem fisiológica, é um salto significativo nos cuidados dentários e permite ao dentista eliminar uma quantidade incrível de sofrimento que anteriormente não era tratável, incluindo problemas tão comuns como enxaquecas e dores de cabeça.

REVISÃO DA LITERATURA

Uma revisão da literatura de prótese dentária sobre oclusão revela que um autor utiliza um termo para significar uma coisa, enquanto outro autor utiliza o mesmo termo para significar algo completamente diferente. Além disso, quando este mesmo termo é utilizado por um autor que escreve num campo diferente da prótese dentária, como a anatomia ou a ortodontia, pode ser utilizado com um significado diferente do de qualquer um dos autores de prótese dentária. Isto resulta em confusão e mal-entendidos". Por conseguinte, a sétima edição do glossário de termos de prótese dentária2 , publicada no Journal of Prosthetic Dentistry em janeiro de 1999, é a fonte de referência de todos os escritos ou discussões científicas.

1. escolha da oclusão da prótese - uma revisão sistemática - Ritika Bhambhani, Shubha Joshi, Santanu Sen Roy e Aditi Shinghvi. - O estudo analisou artigos originais sobre vários esquemas oclusais - oclusão de equilíbrio bilateral (BBO), oclusão lingual (LO), oclusão guiada pelo canino (CG), oclusão de função de grupo posterior (PGFO) - que foram aplicados às próteses completas e analisados quanto às avaliações objectivas ou subjectivas ou ambas. Os dados foram recolhidos num formato padrão com as informações necessárias, tais como o ano de publicação, o tipo de estudo, os esquemas oclusais comparados, a metodologia de teste utilizada, o tamanho da amostra para a experiência e o controlo, a avaliação da retenção, a estabilidade e outros factores que determinam a qualidade de vida e o período de acompanhamento. O risco de viés foi calculado utilizando as ferramentas RoB2.0 e robvis. Em todas as etapas, a inclusão e a exclusão dos estudos foram discutidas entre os revisores.

2. Conceitos de oclusão em prótese dentária: Uma revisão da literatura, parte IV. Rangarajan, B. Gajapathi, P. B. Yogesh, M. Mohamed Ibrahim, R. Ganesh Kumar e Prasanna Karthik. - A oclusão e a sua relação com a função do sistema estomatognático têm sido amplamente estudadas em medicina dentária desde há muitas décadas. Esta série de artigos descreve a oclusão na prótese completa, na prótese parcial fixa e nos implantes. As Partes I e II desta série de artigos descrevem conceitos e filosofias da oclusão na prótese total. Até à data, a investigação disponível não concluiu uma forma de dente ou esquema oclusal superior que satisfaça as necessidades dos pacientes completamente desdentados no que diz respeito ao conforto, mastigação, fonética e estética. Desde então, vários conceitos de articulação equilibrada e não equilibrada foram propostos na literatura. Uma articulação equilibrada parece ser a mais apropriada devido aos contactos dentários observados durante as actividades não funcionais dos pacientes. Este artigo discute a evolução de diferentes conceitos de oclusão e esquemas oclusais na oclusão de próteses totais.

3. Conceitos de Oclusão em Dentisteria Protética de Prótese Completa: A Literature Review Rohit RaghavanShajahan P APoornima Purushothaman Ambili Ravindran P A oclusão da prótese total, quando colocada num conceito mais amplo, é o mecanismo que envolve o fecho dos dentes maxilares e mandibulares em relação cêntrica. Ocorre ao longo de toda a gama de movimentos funcionais e não funcionais da mandíbula. Considera-se que a oclusão é desenvolvida para funcionar de forma eficiente, causando o mínimo de trauma aos tecidos de suporte. Este artigo tem como objetivo fornecer uma revisão dos conceitos de oclusão envolvidos na Prótese Dentária Completa.

4. Oclusão da prótese completa: Declaração de Consenso sobre as Melhores Evidências Gary Goldstein DDS, Yash Kapadia BDS, DDS, Stephen Campbell DDS, MMSc Existe um forte apoio de que o doente com prótese média, com bons rebordos residuais e sem problemas neuromusculares, funcionará adequadamente com uma prótese completa fabricada corretamente, independentemente do esquema oclusal. Não existe um forte apoio a favor ou contra os esquemas oclusais bilaterais equilibrados no que diz respeito à satisfação, preferência ou capacidade de mastigação do doente. Existe algum apoio para o aumento da perda óssea alveolar com próteses completas que têm uma oclusão não equilibrada. Existe uma necessidade de esquemas oclusais equilibrados bilaterais para os pacientes que apresentam perda de estabilidade e retenção como resultado das suas condições actuais (PDI III e IV).

5. Escolher a oclusão da prótese - Uma revisão sistemática Ritika Bhambhani, Shubha Joshi, [1]Santanu Sen Roy,[2] e Aditi Shinghvi Esta revisão sistemática foi realizada com o objetivo de obter evidências para a escolha da oclusão na prótese dentária completa. A hipótese nula é que os esquemas de oclusão equilibrada e não equilibrada são semelhantes no que respeita à satisfação relacionada com a prótese e que não existe diferença nas taxas de reabsorção e nas consequências a longo prazo. Os autores tentaram explorar mais os estudos qualitativos e objectivos feitos em associação com a prótese de dentadura completa.

6. Conceitos de oclusão em prótese dentária: Uma revisão da literatura, parte I V. Rangarajan, B. Gajapathi, P. B. Yogesh, M. Mohamed Ibrahim, R. Ganesh Kumar e Prasanna Karthik A oclusão e a sua relação com a função do sistema estomatognático têm sido amplamente estudadas em medicina dentária desde há muitas décadas. Esta série de artigos descreve a oclusão na prótese completa, na prótese parcial fixa e nos implantes. As Partes I e II desta série de artigos descrevem conceitos e filosofias da oclusão na prótese total. Até à data, a investigação disponível não concluiu uma forma de dente ou esquema oclusal superior que satisfaça as necessidades dos pacientes completamente desdentados no que diz respeito ao conforto, mastigação, fonética e estética. Desde então, vários conceitos de articulação equilibrada e não equilibrada foram propostos na literatura. Uma articulação equilibrada parece ser a mais apropriada devido aos contactos dentários observados durante as actividades não funcionais dos pacientes. Este artigo aborda a evolução de diferentes conceitos de oclusão e esquemas oclusais na oclusão de próteses totais

7. Conceitos de oclusão em prótese dentária: Uma revisão da literatura, parte II V. Rangarajan, P. B. Yogesh, B. Gajapathi, M. Mohamed Ibrahim, R. Ganesh Kumar e Murali Karthik Esta série de artigos descreve os conceitos de oclusão na prótese total, na prótese parcial fixa e nos implantes. Este artigo aborda a evolução de diferentes conceitos de oclusão não equilibrada e esquemas oclusais na oclusão da prótese total.

8. Esquemas oclusais em pacientes com prótese total: Uma revisão

A oclusão por prótese completa é a reabilitação da mastigação, da fonética e da estética, causando o mínimo ou nenhum trauma nos tecidos orais. Os dentes naturais movem-se sob carga para as suas cavidades e regressam à posição quando a carga é removida. A oclusão artificial revela um movimento ainda mais aparente, uma vez que os dentes se movem como um grupo numa base comum devido à natureza das estruturas de suporte. A maioria dos pacientes com próteses completas tem uma eficiência mastigatória significativamente reduzida em comparação com indivíduos dentados. O principal objetivo do tratamento protético é obter uma estabilidade adequada da prótese e a satisfação do doente, organizando os contactos oclusais na dentição natural e artificial. O conhecimento dos vários esquemas oclusais é de importância crucial para atingir os objectivos acima mencionados. Assim, este artigo discute os esquemas oclusais utilizados para reabilitar um doente com prótese total.

9. Conceitos de Oclusão em Dentisteria Protética de Prótese Completa: A Literature Review **Rohit Raghavan1 , Shajahan P A , Poornima Purushothaman, Ambili Ravindran** PComplete denture oclusion, when put into a wider concept, is the mechanism involving closure of the maxillary and mandibular teeth in centric relation. Ocorre ao longo de toda a gama de movimentos funcionais e não funcionais da mandíbula. Considera-se que a oclusão é desenvolvida para funcionar de forma eficiente, causando o mínimo de trauma aos tecidos de suporte. Este artigo tem como objetivo fornecer uma revisão dos conceitos de oclusão envolvidos na Prótese Dentária Completa

10. **Oclusão** Lingualizada: **Um Paradigma de Tratamento Emergente para a Terapia de Prótese Completa: Um artigo de revisão**

Como todos sabemos, a oclusão desempenha um papel muito importante no sucesso da restauração de uma prótese completa, proporcionando a retenção, a estabilidade e o apoio da prótese. Foram propostos vários esquemas de oclusão para a terapia de prótese total, mas nenhum foi provado ou aceite universalmente. As oclusões lingualizadas proporcionam uma combinação útil de vários esquemas oclusais e têm muitas vantagens sobre outros esquemas oclusais. Este artigo apresenta uma revisão sobre o desenvolvimento da oclusão lingualizada e o seu aparecimento como uma oclusão eficaz em relação a vários outros esquemas, bem como as suas vantagens e indicações.

11.Escolher a oclusão da prótese - Uma revisão sistemática: O objetivo do estudo é adquirir evidência para a escolha da oclusão com dentes anatómicos/modificados anatómicos em próteses de dentadura completa. Definições e desenho: Revisão sistemática seguindo as diretrizes PRISMA. Materiais e Métodos: O estudo analisou artigos originais sobre vários esquemas oclusais - oclusão de equilíbrio bilateral (BBO), oclusão lingual (LO), oclusão guiada pelo canino (CG), oclusão de função de grupo posterior (PGFO) - que foram aplicados às próteses completas e analisados quanto às avaliações objectivas ou subjectivas ou ambas. Os dados foram recolhidos num formato padrão com as informações necessárias, tais como o ano de publicação, o tipo de estudo, os esquemas oclusais comparados, a metodologia de teste utilizada, o tamanho da amostra para a experiência e o controlo, a avaliação da retenção, a estabilidade e outros factores que determinam a qualidade de vida e o período de acompanhamento. O risco de viés foi calculado utilizando as ferramentas RoB2.0 e robvis. Em todas as etapas, a inclusão e a exclusão dos estudos foram discutidas entre os revisores.

12. relação fisiológica da mandíbula e oclusão na prótese completa: Thomas ej, shanahan Os conceitos fisiológicos das relações dos maxilares e da oclusão baseiam-se em estudos de fisiologia dentária e oral. Os procedimentos envolvidos estão divididos em três partes: (1) relações dos maxilares, (2) oclusão cêntrica e (3) remoção de contactos prematuros dos caminhos que conduzem à oclusão cêntrica.

13. Oclusão da prótese completa B R Lang

A investigação disponível não identificou uma forma ou disposição dentária superior para satisfazer os requisitos dos doentes com próteses completas nas áreas do conforto, função e estética. Por conseguinte, parece lógico utilizar a abordagem menos complicada para satisfazer estes requisitos. Esta abordagem começa com o desenvolvimento de uma filosofia de oclusão e a seleção de um conceito que satisfaça essa filosofia. Uma articulação equilibrada parece ser a mais apropriada devido aos contactos dentários observados durante as actividades não funcionais dos pacientes. Os esquemas oclusais para satisfazer estes conceitos oclusais são muitos e variados. Na opinião do autor, o conceito de articulação lingualizada, utilizando moldes dentários especificamente desenhados para este conceito, parece ser a abordagem mais lógica e menos complicada na reabilitação oclusal de pacientes edêntulos.

14. Oclusão da prótese completa

Links do autor abrir painel de sobreposição Brien R. Lang DDS, MS A investigação disponível não identificou uma forma ou disposição de dente superior para satisfazer os requisitos dos doentes com próteses completas nas áreas do conforto, função e estética. Por conseguinte, parece lógico utilizar a abordagem menos complicada para satisfazer estes requisitos. Esta abordagem começa com o desenvolvimento de uma filosofia de oclusão e a seleção de um conceito que satisfaça essa filosofia. Uma articulação equilibrada parece ser a mais apropriada devido aos contactos dentários observados durante as actividades não funcionais dos pacientes. Os esquemas oclusais para satisfazer estes conceitos oclusais são muitos e variados. Na opinião do autor, o conceito de articulação lingualizada, utilizando moldes dentários especificamente desenhados para este conceito, parece ser a abordagem mais lógica e menos complicada na reabilitação oclusal de pacientes edêntulos.

15. Oclusão da prótese completa: Declaração de Consenso sobre as Melhores Evidências

<u>Gary Goldstein DDS</u>, <u>Yash Kapadia BDS, DDS</u>, <u>Stephen Campbell DDS, MMSc</u>

Objetivo: O esquema oclusal necessário para um paciente edêntulo é controverso. O objetivo desta Declaração de Consenso sobre as Melhores Evidências foi avaliar a literatura existente sobre próteses completas relacionada com esquemas oclusais. **Materiais e Métodos:** A pesquisa da literatura foi limitada a meta-análises, revisões sistemáticas (RS), estudos controlados aleatórios (ECR) e ensaios clínicos. As palavras-chave foram: Dentaduras completas, oclusão, danos; Dentaduras completas, oclusão, perda óssea alveolar; Dentaduras completas, oclusão, estabilidade; Dentaduras completas, oclusão. Outros artigos relacionados foram selecionados da biblioteca dos autores e das listas de referências dos artigos encontrados nas pesquisas PubMed

16. Aumentar a estabilidade: Uma revisão de vários esquemas oclusais em próteses dentárias completas: Anupama prasad, krishna prasad, Anshul bardia

Uma abordagem prática para reabilitar os pacientes desdentados para uma oclusão óptima não é uma tarefa fácil. A prótese de dentadura completa, quando comparada com os dentes naturais, tem bases relativamente instáveis e não tem propriocepção comparável ao ligamento periodontal do dente natural e actua como uma unidade única em vez de um dente individual. Para aumentar a estabilidade das próteses completas, foi proposta a filosofia da oclusão equilibrada. A oclusão equilibrada nas dentaduras implica contactos oclusais que contribuem para o equilíbrio das bases da dentadura nas suas respectivas cristas. A procura do esquema oclusal ideal, que proporcione estabilidade, conforto, função e estética, ainda está a decorrer. Embora existam poucos estudos que apoiem um esquema oclusal em detrimento de outro, sabe-se que a prótese é menos eficiente do que os dentes naturais e a capacidade de mastigar com ela varia consoante o indivíduo, independentemente dos esquemas oclusais. Uma má consciência oral torna mais difícil a adaptação do paciente à função com a prótese, especialmente uma com um esquema oclusal complicado. Este artigo revê vários esquemas oclusais, as suas caraterísticas, recomendações de utilização, bem como as suas vantagens e desvantagens.

17. Oclusão em próteses completas : C P OWEN

A oclusão tem sido descrita como o assunto mais importante em todas as disciplinas da medicina dentária, e por uma boa razão, porque a forma como os dentes se juntam e funcionam em conjunto é tão importante para a maioria de nós atualmente como era para os nossos antepassados, que viviam com dietas muito mais difíceis de suportar. Quando, como dentistas, somos confrontados com o problema da substituição das superfícies oclusais, quer através de restaurações em dentes naturais, quer através da substituição de alguns ou de todos os dentes, é essencial um conhecimento profundo da forma como os dentes se unem e funcionam em conjunto.

18. Localização do Plano Oclusal em Pacientes Edêntulos: Uma revisão: Sanath Shetty, Nazia Majeed Zargar, Kamalakanth Shenoy, e V. Rekha

A orientação do plano oclusal é um fator importante na construção de uma prótese completa. O plano oclusal pode ser orientado utilizando pontos de referência na arcada mandibular, bem como na arcada maxilar. Na arcada mandibular existem poucos pontos de referência que podem ser utilizados para orientar o plano oclusal, como a almofada retromolar, o canto dos lábios (comprimento do lábio inferior), enquanto a arcada maxilar tem vários pontos de referência, dos quais a linha ala-tragal é a mais utilizada e a mais controversa. No artigo seguinte, são discutidos diferentes pontos de referência e a sua precisão na orientação do plano oclusal num indivíduo edêntulo, tal como estudado por vários autores.

19. Escolher a oclusão da prótese - Uma revisão sistemática Bhambhani, Ritika; Joshi, Shubha' ; Roy, Santanu Sen; Shinghvi, Aditi

O estudo analisou artigos originais sobre vários esquemas oclusais oclusão de equilíbrio bilateral (BBO), oclusão lingual (LO), oclusão guiada por canino (CG), oclusão de função de grupo posterior (PGFO) foram aplicados às próteses completas e foram analisados quanto às avaliações objectivas ou subjectivas ou ambas. Os dados foram recolhidos num formato padrão com as informações necessárias, tais como o ano de publicação, o tipo de estudo, os esquemas oclusais comparados, a metodologia de teste utilizada, o tamanho da amostra para a experiência e o controlo, a avaliação da retenção, a estabilidade e outros factores que determinam a qualidade de vida e o período de acompanhamento. O risco de viés foi calculado utilizando as ferramentas RoB2.0 e robvis. Em todas as etapas, a inclusão e a exclusão dos estudos foram discutidas entre os revisores.

20. Desempenho Mastigatório Comparativo da Oclusão Bilateral Equilibrada e da Oclusão Ingualizada em Pacientes com Prótese Completa : Umara li, Babar ali, Akhtar zeb Tanto a dentição natural como a artificial têm um esquema oclusal definido pela forma e posicionamento dos contactos oclusais. O fabrico de próteses completas tem utilizado uma variedade de desenhos oclusais que podem ter impacto na estabilidade da prótese e na função mastigatória. Objetivo: Determinar o desempenho mastigatório comparativo da oclusão equilibrada bilateral e da oclusão lingualizada em pacientes com próteses completas Metodologia: O desenho deste estudo foi um ensaio aleatório realizado no departamento de Dentisteria Protética do Instituto de Medicina Dentária Altamash durante seis meses. Um total de 80 indivíduos foram incluídos no presente estudo e foram divididos em dois grupos. Foram incluídos quarenta indivíduos em cada grupo. Nos indivíduos do grupo LO, as próteses completas foram fornecidas com oclusão lingualizada, enquanto que nos participantes do grupo BBO, as próteses completas foram fornecidas com oclusão bilateral equilibrada.

21. Avaliação comparativa de duas técnicas para obter uma oclusão equilibrada em próteses completas M Kumar[*] e DSJ D'Souza Este estudo foi efectuado para avaliar uma nova técnica, que afirma reduzir o tempo de tratamento, mantendo a qualidade do tratamento. O objetivo deste estudo foi comparar próteses completas feitas por duas técnicas: com a utilização do arco facial e sem a utilização do arco facial.

22. Determinação da Dimensão Vertical Oclusal para Pacientes com Próteses Completas: Uma revisão actualizada: Nadia khalifa J, affar abduo. A determinação da dimensão vertical oclusal (DVO) é uma parte integrante do fabrico de próteses completas. Devido à falta de dentes, o clínico enfrenta o desafio de como estabelecer com precisão a DVO da nova prótese. Por conseguinte, o objetivo deste artigo de revisão foi apresentar, discutir e criticar os métodos disponíveis utilizados na determinação da DVO para pacientes com próteses completas. Esta revisão identificou duas correntes principais para determinar a DVO: (i) métodos pré-extração e (ii) métodos pós-extração. Nos métodos pré-extração, a DVO da dentição natural é transferida para as novas próteses, principalmente através de medições intra-orais, traçado de perfis e análise cefalométrica. Os métodos pós-extração baseiam-se na posição de repouso mandibular, na aparência estética facial, no padrão de deglutição, nas medições dos marcos craniofaciais, na análise cefalométrica, na fonética e nas próteses existentes. Em geral, todas as técnicas disponíveis têm méritos e são úteis para utilização clínica de rotina.

23. Medidas faciais: Um guia para a dimensão vertical: Dharmendra K. Singh, Sambit Subhas, Arya Gupta, Mritunjay Kesari, Ashish Kumar e Lakshmikant Nayak Contexto: Leonardo de Vinci contribuiu com várias observações e desenhos sobre a proporção facial e o terço inferior do rosto. Efectuou muitas medições faciais e corporais para determinar a dimensão vertical na oclusão. Estas medidas faciais podem ser aplicadas na construção de pacientes com próteses completas. Objetivo: Este estudo tem por objetivo correlacionar a dimensão vertical à oclusão com 13 medidas antropométricas. Em seguida, correlacionar qual medida é mais precisa para a dimensão vertical à oclusão.

24. Anatomia, relações de contacto oclusal e movimentos mandibulares Sunthosh Sivam; Philip Chen. A mandíbula, que contém os dentes inferiores, compreende a maior parte do terço inferior do esqueleto maxilofacial e é de extrema importância funcional. Os movimentos complexos da mandíbula são efectuados pelos músculos masseter, temporal, pterigóideo medial, pterigóideo lateral e pelas articulações temporomandibulares. Dado que a maxila é estacionária, a mastigação depende do movimento mandibular. Em certas populações, a função mastigatória relacionada com o estado dentário é um fator determinante do estado nutricional. O facto de ser um doente geriátrico edêntulo sem próteses completas demonstrou ser um fator de risco independente para a desnutrição. Este facto sugere a importância da oclusão funcional.

<u>OCLUSÃO</u>

É definido como,

1} ato ou processo de fechar ou de ser fechado ou encerrado.

2} uma relação estática entre as superfícies de incisão ou de mastigação dos dentes maxilares ou mandibulares ou de análogos de dentes.

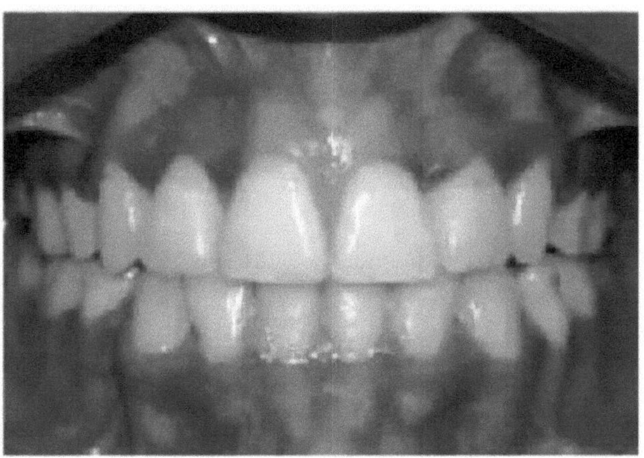

Infelizmente, em medicina dentária, o termo conota frequentemente uma relação morfológica estática de contacto entre os dentes. No entanto, o termo deveria ter na sua definição o conceito de uma relação funcional multifatorial entre os dentes e outros componentes do sistema mastigatório, bem como outras áreas da cabeça e do pescoço que se relacionam direta ou indiretamente com a função, parafunção ou disfunção do sistema mastigatório. Assim, uma definição mais abrangente foi dada por Jablonski em 1982, que é a seguinte: "A oclusão é definida como a relação entre todos os componentes do sistema mastigatório em função normal, disfunção e parafunção, incluindo as caraterísticas morfológicas e funcionais das superfícies de contacto dos dentes opostos e restaurações, trauma oclusal e disfunção, fisiologia neuromuscular, articulação temporomandibular e função muscular, deglutição e mastigação, estado psicofisiológico e diagnóstico, prevenção e tratamento de distúrbios funcionais do sistema mastigatório" A oclusão pode ser definida como a relação estática fechada das cúspides ou superfícies mastigatórias dos dentes superiores e inferiores (Watt e MacGregor). De acordo com a 4ª edição (1977) do Glossário de Termos de Dentisteria Protética, o termo oclusão cêntrica é definido como "A posição de contacto centrada

15

das superfícies oclusais dos dentes mandibulares contra as superfícies oclusais dos dentes maxilares".

Oclusão cêntrica

É a oclusão dos dentes opostos quando a mandíbula está em relação cêntrica. Esta pode ou não coincidir com a posição máxima de intercuspidação (G.P.T 7* edição). O termo "oclusão em relação cêntrica" foi utilizado por Celenza para indicar uma posição de máxima intercuspidação coincidente com as articulações numa posição de relação cêntrica.

Oclusão excêntrica

Uma oclusão que não seja uma oclusão cêntrica.

Linha de oclusão

O alinhamento das superfícies de oclusão dos dentes, visto no plano horizontal.

Oclusão linear:

A disposição oclusal dos dentes artificiais, vista no plano horizontal, em que as superfícies mastigatórias dos dentes artificiais posteriores mandibulares têm uma forma oclusal reta, longa e estreita, semelhante à de uma linha, articulando-se geralmente com dentes monoplanos opostos.

Oclusão de monoplano:

Arranjos oclusais em que os dentes posteriores têm superfícies mastigatórias sem qualquer altura de cúspide.

Forma esférica de oclusão:

Uma disposição dos dentes que coloca as suas superfícies oclusais na superfície de uma esfera imaginária (normalmente com 8 polegadas de diâmetro) com o seu centro acima do nível dos dentes".

Oclusão patogénica

Uma relação oclusal capaz de produzir alterações patológicas no sistema estomatognático.

Componentes da oclusão

Os vários elementos que estão envolvidos na oclusão, tais como a ATM, a musculatura associada, os dentes, as suas superfícies de contacto e os tecidos de revestimento e ou as estruturas de suporte da prótese.

A oclusão é frequentemente confundida com a articulação. A oclusão consiste em colocar os dentes mandibulares em contacto com os dentes maxilares. Esta é uma posição estática quando os maxilares estão relacionados de forma central ou excêntrica.

Hanau utilizou o termo "articulação" para definir o contacto dos dentes à medida que a mandíbula se movia de e para a relação cêntrica e a relação excêntrica. A articulação é uma relação dinâmica.

ARTICULAÇÃO

Em medicina dentária, a relação de contacto estático e dinâmico entre as superfícies oclusais dos dentes durante a função.

Articulação funcional

Os contactos oclusais dos dentes maxilares e mandibulares durante a mastigação e a deglutição. Assim, o tema da "oclusão" engloba todos os factores que servem para provocar, afetar, influenciar ou resultar da posição, função, parafunção e disfunção mandibular. Implica muito mais do que as relações de contacto oclusal da dentição e inclui a referência a um sistema musculoesquelético biomecânico dinâmico - o sistema mastigatório. Por conseguinte, só se pode compreender a oclusão com uma visão abrangente do assunto. Isto inclui um conhecimento adequado da evolução biológica, do desenvolvimento, da histopatologia, da anatomia, da biomecânica, da fisiologia (particularmente da fisiologia neuromuscular), da adaptação, da patologia, das ciências comportamentais e do diagnóstico e terapêutica clínicos. Uma vez que o termo oclusão pode ter uma conotação algo restrita, são por vezes utilizados termos alternativos, como por exemplo "fisiologia estomatognática", numa tentativa de alargar a definição do campo. No entanto, o termo oclusão é mais amplamente empregue pela profissão de dentista.

POSIÇÃO MANDIBULAR:

Relação centrada

A palavra cêntrico é um adjetivo, mas é frequentemente utilizada como substantivo em vez de "centricidade". É definida como a relação mais retruída da mandíbula com a maxila, quando os côndilos estão na posição mais posterior e sem tensão nas fossas glenóides, a partir da qual o movimento lateral pode ser efectuado, em qualquer grau de separação da mandíbula. (Academy of Denture Prosthetics, 1977).

De acordo com Boucher 8ª Edição. 1990, é definida como a posição mais retruída dos côndilos na fossa glenoide num determinado grau de abertura da mandíbula. Uma posição clinicamente determinada da mandíbula, colocando ambos os côndilos na sua posição anterior mais alta. Isto pode ser determinado em pacientes sem dor ou desarranjo na ATM (Ramfjord 1993).

Relação maxilomandibular em que os côndilos se articulam com a porção avascular mais fina dos respectivos discos, com o complexo em posição anterossuperior contra as vertentes das eminências articulares. Esta posição é independente do contacto com os dentes. Esta posição é clinicamente discernível quando a mandíbula é direcionada superiormente e anteriormente. É restrita a um movimento puramente rotativo em torno do eixo horizontal transversal (GPT- 5 & 7).

Embora as definições acima sejam um pouco diferentes, é de concordar que a relação cêntrica é determinada pelas caraterísticas estruturais da articulação temporomandibular e não pela dentição. A relação cêntrica é a posição de referência horizontal que pode ser assumida rotineiramente pela mandíbula do doente edêntulo sob a direção do dentista. Isto ajuda indiretamente a estabelecer a oclusão.

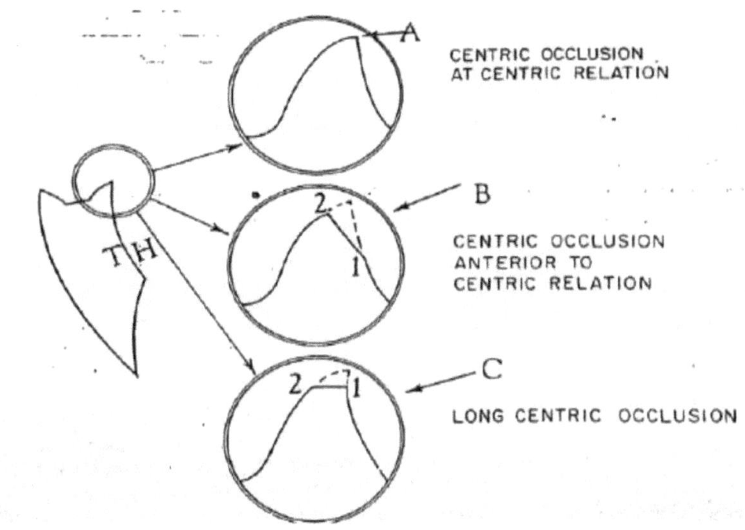

Posição Intercuspal Máxima

É definida como a intercuspidação completa dos dentes opostos, independentemente da posição do côndilo. Também chamada de intercuspidação máxima. É também designada por posição interdentária, oclusão adquirida e oclusão habitual ou oclusão de conveniência. Esta é basicamente uma posição determinada pelo dente. Para cerca de 90% dos adultos jovens normais, a distância média entre a oclusão cêntrica e a posição intercuspidal máxima é de cerca de 1 mm.

Área de contacto interescapular

É definida como a gama de contactos dentários na máxima intercuspidação2. É também designada por liberdade na posição intercuspídea e articulação cêntrica longa. Proporciona liberdade para a mandíbula se fechar na máxima intercuspidação anteriormente à relação cêntrica, posteriormente e no meio, bem como ligeiramente lateral e anterior a esta área de contacto occiusal.

Posição de repouso fisiológico

É definida como a posição postural da mandíbula quando um indivíduo está a descansar confortavelmente numa posição vertical e os músculos associados estão num estado de atividade contratual mínima.

Dimensão Vertical na Oclusão (VDO)

A distância medida entre dois pontos quando os elementos de oclusão estão em contacto. É também designada por dimensão vertical de oclusão.

Dimensão Vertical em Repouso (VDR)

É a distância entre dois pontos selecionados, medida quando a mandíbula está na posição de repouso fisiológico. O VDR-VDO é referido como espaço livre ou espaço inter-oclusal.

MOVIMENTO MANDIBULAR

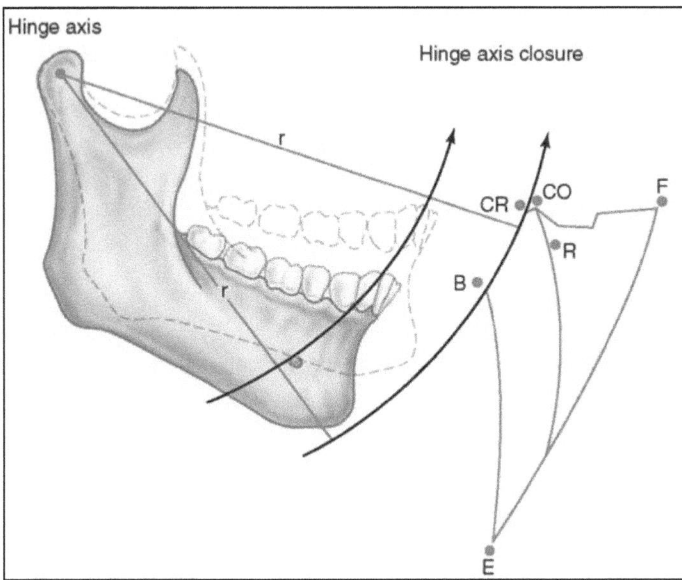

Eixo da dobradiça

Uma linha imaginária em torno da qual a mandíbula pode rodar no plano sagital (eixo horizontal transversal)

Movimento de translação

O movimento no espaço caracterizado por um movimento linear sem eixo de rotação, que pode seguir uma trajetória rectilínea (translação rectilínea) ou uma trajetória curva (translação curvilínea)

Protrusão

Movimento da mandíbula para a frente ou numa direção anterior com uma translação anterior de ambos os côndilos.

Retrusão

Retração ou movimento posterior da mandíbula a partir de um determinado ponto.

Excursão lateral

Movimento lateral da mandíbula a partir de uma posição oclusal mediana e caracterizado por uma translação para a frente, para dentro e para baixo do côndilo contralateral.

Lado do trabalho

O lado para o qual a mandíbula se move numa excursão lateral. Assim, se a mandíbula se move numa excursão lateral direita, o lado direito é designado por lado de trabalho".

Lado não funcional ou de equilíbrio

 O lado da mandíbula que se move em direção à linha mediana numa excursão lateral. O côndilo desse lado é referido como o côndilo do lado não funcional.

Laterotrusão

O movimento condilar no lado de trabalho no plano horizontal. Este termo pode ser utilizado em combinação com termos que descrevem o movimento condilar noutros planos, por exemplo, laterodetrusão, lateroprotrusão, lateroretrusão e laterosurtrusão.

PLANOS DE REFERÊNCIA: Frankfurt

Plano horizontal É um plano estabelecido pelo ponto mais baixo da margem da órbita óssea direita ou esquerda e o ponto mais alto da margem do meato auditivo ósseo direito ou esquerdo. É também designado por plano aurículo-orbitário, plano auricular, plano auricular, horizontal de Frankfurt (FH), linha horizontal de Frankfurt.

Eixo - plano orbital

O plano horizontal estabelecido pelo eixo horizontal transversal da mandíbula com um ponto na borda inferior da órbita óssea direita ou esquerda (orbitale). Este plano pode ser utilizado como ponto de referência horizontal.

Avião do campista

Plano estabelecido pela borda inferior da asa direita ou esquerda do nariz e a borda superior do tragus de ambas as orelhas" (plano Ala-Tragus). Plano que passa do acanto ao centro do meato auditivo externo ósseo, também chamado plano acanto-meio auditivo externo.

Plano oclusal

É o plano médio estabelecido pelas superfícies incisais e oclusais dos dentes. Geralmente, não é um plano, mas representa a média plana da curvatura dessas superfícies"

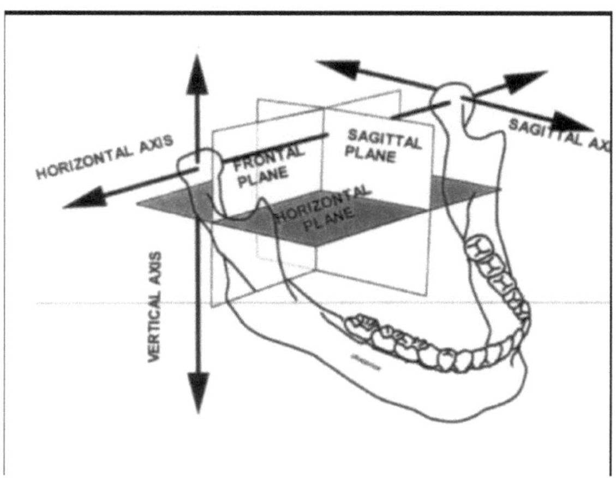

CURVAS DE REFERÊNCIA

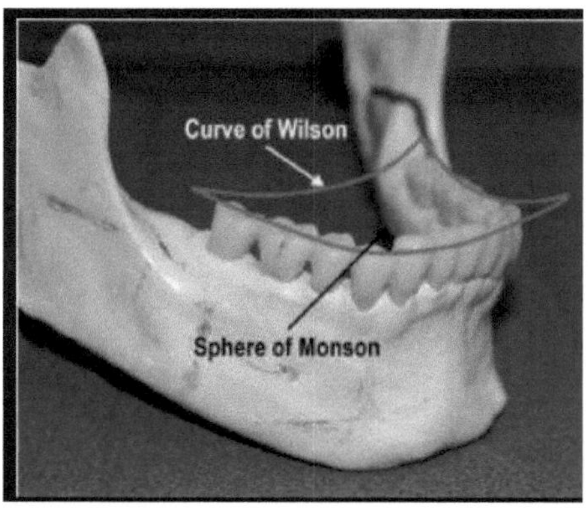

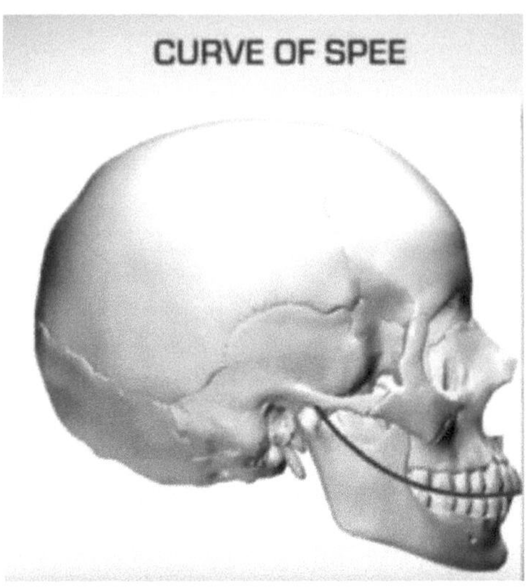

Curva de Monson (George S. Monson, St. Paul, Minnesota, dentista dos EUA, 1869-1933):

É uma proposta de curva ideal de oclusão na qual cada cúspide e borda incisal toca ou confirma um segmento da superfície de uma esfera de 8 polegadas de diâmetro com seu centro na região da glabela.

Curva de oclusão:

Curva média estabelecida pelos bordos incisais e superfícies oclusais dos dentes anteriores e posteriores de cada arcada.

Curva do Prazer (Max. A. Pleasure, Nova Iorque, dentista norte-americano, 1903-1965):

Curva helicoidal de oclusão que, quando vista no plano frontal, se conforma a uma curva que é convexa a partir da vista superior, exceto nos últimos molares que invertem esse padrão - syn.Antimonson curve, frequency curve, probability curve, reverse curve. No desgaste excessivo dos dentes, a obliteração das cúspides e a formação de superfícies oclusais planas ou com cúspides, associadas à inversão do plano oclusal dos dentes pré-molares, primeiros e segundos molares (os terceiros molares geralmente não são afectados), em que as superfícies oclusais dos dentes mandibulares se inclinam para a face em vez de para a língua e as dos dentes maxilares se inclinam para a língua.

Curva de Spee, epónimo de Curva Antero-posterior, (Ferdinand Graf Spee, prospetor de anatomia; Kiel, Alemanha, 1855-1937). É a curva anatómica estabelecida pelo alinhamento oclusal dos dentes, projectada no plano mediano, começando com a ponta da cúspide do canino mandibular e seguindo as pontas das cúspides vestibulares dos dentes pré-molares e molares, continuando através da borda anterior do ramo mandibular, terminando com a porção mais anterior do côndilo mandibular.

Curva de Wilson, eporrym para a Curva Mediolateral, George.

H.Wikon, Cleveland, Ohio, dentista dos EUA, 1855-1922); Na arcada mandibular, a curva, vista no plano frontal, que é côncava acima e contacta com as cúspides vestibulares e linguais dos molares mandibulares; na arcada maxilar, a curva, vista no plano frontal, que é convexa abaixo e contacta com as cúspides vestibulares e linguais do molar superior. As pontas das cúspides faciais e linguais de ambos os lados da arcada dentária formam a curva de Wilson.

<u>BIO-MECÂNICA DA OCLUSÃO</u>

A natureza da estrutura de apoio

1) Diferença entre oclusão natural e artificial

2) Requisitos da oclusão da prótese total

3) Forças de mastigação e deglutição

4) Forças de parafunção

5) Axiomas para a oclusão artificial

Sempre que os dentes opostos entram em contacto, existe uma força resultante, embora esta força possa variar em magnitude e direção, deve ser sempre resistida pelo tecido de suporte. O controlo desta força resultante é um problema básico e desconcertante que é controverso, especialmente no campo das próteses completas. O princípio básico da oclusão deve ser compreendido e aplicado de forma inteligente, independentemente do sistema de oclusão utilizado. A seleção e utilização irresponsável de dentes na construção de próteses completas pode produzir forças que comprometem a estabilidade das bases, traumatizam as estruturas de suporte oral e aceleram a taxa de reabsorção óssea. É da responsabilidade profissional do dentista continuar a estudar e a compreender os problemas de oclusão e aplicar procedimentos inteligentes que sejam os mais seguros e eficientes para cada doente.

A NATUREZA DAS ESTRUTURAS DE APOIO

A oclusão da prótese total depende de um sistema de suporte diferente do dos dentes naturais. As estruturas de suporte são constituídas por tecidos duros e moles. (Os tecidos moles variam em espessura, resiliência e tolerância à pressão e estão num estado de mudança constante. Respondem rapidamente a estímulos externos, como pressão, fricção, calor e frio, e a estímulos internos, como a quantidade de fluidos contidos, nutrientes, sais e pressão sanguínea. A alteração é temporária e reversível se o insulto for por um curto período de tempo, mas ocorre uma alteração permanente quando a tolerância dos tecidos é constantemente excedida.

O tecido duro (osso) é o principal suporte da base da prótese. A natureza desta estrutura deve ser compreendida, uma vez que está num estado de mudança constante. Estas alterações nos tecidos duros e moles influenciam a posição das bases e a oclusão que afectam.

DIFERENÇAS ENTRE OCLUSÃO NATURAL E ARTIFICIAL

1. os tecidos periodontais que são inervados e estruturados de forma única retêm os dentes em dentições naturais. Quando se perdem os dentes naturais, perde-se tanto a oclusão como a fixação com os seus mecanismos de feedback propriocetivo. Em oclusões artificiais completas, todos os dentes estão assentes em bases sobre tecidos escorregadios.

2. Nas dentições naturais, os dentes recebem pressões individuais de oclusão e podem mover-se de forma independente. Eles podem migrar para se ajustar às pressões oclusais. Os dentes artificiais movem-se como uma unidade na sua base.

3. A má oclusão dos dentes naturais pode não apresentar problemas durante anos. A má oclusão nos dentes artificiais provoca uma reação imediata e envolve todos os dentes e a base.

4. As forças não verticais sobre os dentes naturais durante a função afectam apenas os dentes envolvidos e são normalmente bem toleradas, enquanto que nos dentes artificiais, o efeito envolve todos os dentes da base, sendo normalmente traumático para as estruturas de suporte.

5. A incisão com os dentes naturais não afecta os dentes posteriores. A incisão com dentes artificiais afecta todos os dentes da base.

6. Nos dentes naturais, o segundo molar é a área preferida para a mastigação de alimentos duros, devido a uma alavanca e força mais favoráveis. As fortes pressões de mastigação na região do segundo molar com dentição artificial inclinam a base e deslocam-na, se esta estiver numa base inclinada.

7. Nos dentes naturais, o equilíbrio bilateral raramente é encontrado; quando presente, é considerado uma interferência lateral de equilíbrio. Nos dentes artificiais, o equilíbrio bilateral é geralmente considerado necessário para a estabilidade da base.

8. Nos dentes naturais, a propriocepção dá ao sistema neuromuscular o controlo durante a função. Isto permite que uma pessoa evite permaturos e interferências e

estabeleça uma oclusão habitual estável longe da relação cêntrica. Com os dentes artificiais, esse sistema de sinais de feedback não está presente e a mandíbula em função terminará o seu movimento mastigatório na posição cinesicológica mais favorável, que é muito próxima da relação cêntrica. Se as cúspides interferirem ou existirem prematuridades, à medida que a mandíbula regressa a esta posição, as bases deslocar-se-ão sobre os tecidos de base.

9. As diferenças na fixação aos ossos maxilares são óbvias. A extração de um dente natural solto requer uma operação cirúrgica que envolve um certo grau de força, enquanto a prótese mandibular mais retentiva que pode ser tolerada por um doente pode ser arrancada da crista com um mínimo de esforço muscular.

10. A diferença mais significativa é uma caraterística da crista edêntula, que sofre uma alteração negativa na altura ao longo da vida do doente. Embora uma prótese feita com dentes anatómicos possa mostrar um equilíbrio cêntrico e excêntrico perfeito, a manutenção do mesmo no futuro é questionável. A ligeira alteração na altura da crista resultará em forças mais pesadas nas inclinações viradas para a frente dos dentes inferiores contra as inclinações distais dos dentes superiores.

11. As forças máximas de mordida são cinco a seis vezes menores para os utilizadores de próteses completas do que para as pessoas com dentes naturais. As forças necessárias para mastigar variam com o tipo de alimento que está a ser mastigado. Os portadores de próteses limitam frequentemente a carga dos tecidos de suporte selecionando alimentos que não requerem um esforço mastigatório que exceda a tolerância dos tecidos.

Os dentistas podem substituir artificialmente os dentes naturais, mas não os seus acessórios. Isto apresenta um novo problema, e parece lógico que devem ser efectuadas algumas alterações. As diferenças acima mencionadas tornam necessário considerar a oclusão para próteses completas como um problema especial com requisitos diferentes, se se quiser que funcione eficientemente com o mínimo de trauma para os tecidos de suporte.

REQUISITOS DA OCLUSÃO DA PRÓTESE TOTAL

A diferença entre dentes naturais e artificiais faz com que seja necessário considerar a oclusão criada pelo dentista como um problema único. Uma oclusão tem de ser projectada para funcionar na situação comprometida da boca edêntula. Deve ser projectada para corrigir a estabilidade desigual da base da prótese superior e inferior. A prótese inferior é inerentemente menos estável na maioria dos casos, pelo que o desenho oclusal e a posição das unidades oclusais inferiores são normalmente considerados em primeiro lugar na abordagem de uma solução para o problema.

Os seguintes requisitos devem ser considerados como base para a solução:

1. Estabilidade da oclusão na posição de relação cêntrica e numa área anterior e lateral à mesma.

2. Contactos oclusais equilibrados bilateralmente para todos os movimentos mandibulares excêntricos.

3. Desbloquear as cúspides mesiodistalmente para permitir o assentamento gradual mas inevitável das bases devido à deformação dos tecidos e à reabsorção óssea.

4. Controlo da força horizontal através da redução da altura da cúspide lingual em função da forma de resistência da crista residual e da distância interarcos.

5. Equilíbrio funcional da alavanca através da posição favorável do dente em relação à crista do rebordo.

6. Eficiência de corte, penetração e cisalhamento das superfícies oclusais.

7. Folga incisal anterior durante toda a função mastigatória posterior e atividade de bruxismo.

8. Áreas mínimas de contacto oclusal para reduzir as pressões na trituração dos alimentos (oclusão por contacto lingual).

9. Cumes ou cúspides afiadas e ranhuras generosas para cortar e triturar os alimentos com o mínimo de pressão necessária.

Estes requisitos podem ser mais facilmente aplicados se a oclusão for dividida em três unidades distintas:

A) Incisão

B) Trabalhar e

C) Equilíbrio

Requisitos para as unidades de incisão

1. Estas unidades devem estar afiadas para poderem cortar eficazmente.

2. Não devem entrar em contacto durante a mastigação.

3. Devem ter uma orientação incisal tão plana quanto possível, tendo em conta a estética e a fonética.

4. Devem ter uma sobreposição horizontal para permitir o assentamento da base sem interferências.

5. Só devem entrar em contacto durante a função de incisão protrusiva.

B) Requisitos para unidades oclusais de trabalho

1. Devem ser eficientes no corte e retificação.

2. Devem ter uma largura buco-lingual reduzida para minimizar a força de trabalho mastigatória direcionada para a base da prótese.

3. Devem funcionar como um grupo com contactos simultâneos e harmoniosos no final do ciclo mastigatório e durante as excursões excêntricas.

4. devem estar sobre a crista da crista na área de mastigação da balança de alavanca.

5. Devem ter uma superfície para receber e transmitir a força de oclusão essencialmente na vertical.

6. Devem centrar a carga de trabalho perto do centro anteroposterior da prótese.

7. Devem apresentar um plano de oclusão tão paralelo quanto possível ao plano médio da fundação.

C) Requisitos para o equilíbrio de unidades oclusais

1. devem entrar em contacto com os segundos molares quando as unidades de incisão entram em contacto em função.

2. Devem entrar em contacto no final do ciclo de mastigação, quando a unidade de trabalho entra em contacto.

3. devem ter contactos deslizantes suaves para excursão lateral e protrusiva.

FORÇAS DE MASTIGAÇÃO E DEGLUTIÇÃO

A mastigação consiste numa separação e oposição rítmicas dos maxilares e envolve processos biofísicos e bioquímicos que incluem a utilização dos lábios, dentes, contracções, língua, palato e todas as estruturas orais para preparar os alimentos para a deglutição durante os movimentos mastigatórios; os músculos da língua e das contracções desempenham um papel essencial na manutenção do bolo alimentar entre as superfícies oclusais dos dentes. Por conseguinte, os dentes artificiais em próteses completas devem ser colocados dentro dos limites de um equilíbrio funcional da musculatura envolvida no controlo do bolo alimentar entre as superfícies oclusais dos dentes.

Foi determinado por estudos que a força medida necessária para mastigar os alimentos pode variar de 5 a 175 libras com dentes naturais. Esta grande variação de força deve-se à escolha de alimentos de uma pessoa, à condição da estrutura de suporte dos dentes, à integridade da coroa do dente e ao seu desenvolvimento muscular. A força utilizada na mastigação pelos pacientes com prótese tem uma média de 9 a 24 libras. Esta comparação entre dentes naturais e artificiais mostra que os utilizadores de próteses completas podem exercer apenas 10 a 15 por cento da força de um doente com bons dentes naturais. Parece, portanto, que o utilizador médio de próteses completas não tem força suficiente para o trabalho necessário durante a mastigação.

Os testes efectuados por Shepard também mostraram que o segundo pré-molar suportava a carga mais pesada, seguido do primeiro molar e depois do primeiro pré-molar. Este facto é surpreendente, uma vez que o doente com prótese considera que o centro antero-posterior da mesa oclusal proporciona o melhor equilíbrio de alavanca para estabilizar a base em função. Também se verificou que os alimentos mais duros eram mastigados pelo utilizador da prótese na parte anterior do bicúspide e os alimentos mais macios nos molares. A área de contacto do dente para utilizar suficientemente as forças disponíveis favorece o bicúspide.

Outra consideração importante que afecta a oclusão é a força exercida sobre os dentes durante a deglutição. Gibbs et al mostraram que as forças durante a deglutição são em média um pouco mais elevadas do que a média da mastigação. O estudo também demonstrou que as forças de deglutição dos indivíduos correspondiam, em média, a cerca de 41% da força máxima de mordida e que isso ocorria na posição de intercuspidação. O número de vezes que uma pessoa engole é variável e depende de muitos factores, mas é conservador estimar que uma pessoa média engole pelo menos 1000 vezes por dia. Isto cria uma acumulação surpreendente de força no tecido de suporte, conforme orientado pela oclusão. A necessidade de uma boa oclusão estável em relação cêntrica e a área de oclusão cêntrica são evidentes.

	Força gerada	
	Direção	Duração da magnitude
Mastigação	Principalmente vertical	Intermitente e ligeiro Apenas diluviano
Parafunção	Frequentemente horizontal e vertical	Prolongada, possivelmente excessiva a Tanto diurna como nocturna

Tabela 1: Direção, duração e magnitude das forças geradas durante a função e a parafunção.

FORÇAS DE PARAFUNÇÃO

Os hábitos não funcionais ou parafuncionais que envolvem a oclusão repetida ou sustentada dos dentes podem ser prejudiciais para os dentes ou para outros componentes do sistema mastigatório. Não existem estudos lógicos epidémicos sobre a incidência de stress oclusal parafuncional na população normal ou portadora de próteses. No entanto, a experiência clínica indica que o bruxismo é comum e é uma causa frequente de queixas de dor na mucosa portadora de próteses. No utilizador de próteses, os hábitos parafuncionais podem causar uma carga adicional nos tecidos que suportam a prótese (Tabela 2.1).

O mecanismo neuromuscular pode ser explicado por um aumento da atividade tónica dos músculos da mandíbula. A tensão emocional ou nervosa, a dor ou o desconforto, as tensões da vida quotidiana e as interferências oclusais são alguns dos factores que podem aumentar a tonicidade muscular e levar a um ranger e cerrar de dentes não funcionais. O desconforto inicial associado ao uso de novas próteses é conhecido por evocar padrões de comportamento invulgares na musculatura circundante. Frequentemente, a queixa de uma língua dorida está relacionada com o hábito de bater com a língua contra a prótese. É viável e provável que os contactos oclusais provisórios resultantes possam desencadear o desenvolvimento de uma oclusão não funcional habitual. O mecanismo pelo qual a pressão causa dor na membrana mucosa está provavelmente relacionado com uma interrupção ou diminuição do fluxo sanguíneo nos pequenos vasos sanguíneos dos tecidos. Estas alterações vasculares podem muito bem perturbar o metabolismo dos tecidos afectados. A relação entre a função para e a redução da crista residual não foi investigada. No entanto, é tentador incluir a parafunção como uma possível variável protética significativa que contribui para a magnitude da redução do rebordo.

AXIOMAS PARA A OCLUSÃO ARTIFICIAL

Estes axiomas foram publicados por Sears e orientaram o planeamento da oclusão de próteses completas durante muitos anos.

1. Quanto menor for a área da superfície oclusal que actua sobre os alimentos, menor será a força de esmagamento sobre os alimentos transmitida às estruturas de suporte.

2. A força vertical aplicada a uma superfície oclusal inclinada causa uma força não vertical na base da prótese.

3. A força vertical aplicada a uma base de prótese suportada por tecidos cedentes faz com que a base balance quando a força não está centrada na base.

4. A força vertical aplicada no exterior (lateral) da crista da crista cria forças de inclinação na base.

5. As forças verticais aplicadas aos tecidos de suporte inclinados causarão forças não verticais na base da prótese.

As próteses dentárias são dispositivos mecânicos e estão sujeitas ao princípio da física (mecânica), ou seja, o plano inclinado e a alavanca. Estas forças actuam independentemente de as reconhecermos ou não. Em vez de as deixar funcionar sem controlo, é da responsabilidade do dentista controlá-las de modo a melhorar a função, a estabilidade e o conforto.

MOVIMENTOS DA MANDÍBULA

1. Cinesiologia da oclusão

2. Importância dos movimentos mandibulares

3. Determinantes dos movimentos mandibulares

4. Eixos de rotação do movimento mandibular

5. Elementos básicos dos movimentos mandibulares

6. Posições básicas da mandíbula

7. Movimentos dos bordos da mandíbula

Os movimentos mandibulares são complexos por natureza e variam muito de pessoa para pessoa e dentro de cada pessoa. Muitos movimentos mandibulares diferentes ocorrem durante a mastigação, a fala, a deglutição, a respiração e as expressões faciais. Quando se adicionam os movimentos parafuncionais (bruxismo e cerramento), a complexidade dos movimentos mandibulares torna-se evidente.

CINESIOLOGIA DA OCLUSÃO

A cinesiologia descreve os movimentos das partes do corpo com base na anatomia, na fisiologia e na mecânica. A cinesiologia da relação funcional entre a mandíbula e a maxila é extremamente complexa, uma vez que envolve normalmente uma combinação de movimentos nos planos sagital, frontal e horizontal. A complexidade dos princípios mecânicos e neuromusculares envolvidos nos vários movimentos da mandíbula define todas as tentativas de descrições e explicações simples.

Os movimentos mandibulares têm sido estudados com a ajuda de várias técnicas, tais como observações clínicas e anatómicas, métodos de gravação e gráficos, dispositivos de rastreio (mecânicos, magnéticos e electrónicos), registo de mordidas, registo de padrões de facetas nos dentes e métodos roentgenográficos e outros métodos fotográficos. Recentemente, a eletromiografia e os dispositivos de rastreio da mandíbula têm sido utilizados no estudo dos movimentos mandibulares. Todos estes estudos têm-se debruçado sobre os padrões de movimento de toda a mandíbula, incluindo os dentes e as articulações temporomandibulares.

SIGNIFICADO DOS MOVIMENTOS MANDIBULARES

O conhecimento do movimento mandibular é essencial para o desenvolvimento da forma dos dentes para restaurações dentárias, para a compreensão da oclusão, para a disposição de dentes artificiais, para o tratamento de perturbações da ATM, para a preservação da saúde periodontal e para a conceção, seleção e ajuste de articuladores.

Idealmente, o articulador deve simular de perto os movimentos dos maxilares dentro da gama de contactos entre os dentes opostos, para que a oclusão planeada no instrumento funcione corretamente na boca do paciente. No entanto, não existe nenhum instrumento deste género disponível. Por conseguinte, independentemente dos métodos e instrumentos escolhidos, será necessário um refinamento e controlo cuidadosos da oclusão determinada intra-oralmente.

DETERMINANTES DOS MOVIMENTOS MANDIBULARES

Quando os dentes opostos estão em contacto e são feitos movimentos mandibulares, a direção do movimento é controlada pelo sistema neuromuscular, limitado pelo movimento dos dois côndilos e pelas influências de orientação dos dentes em contacto. Quando os dentes opostos não estão em contacto e ocorrem movimentos mandibulares, a direção do movimento é controlada pela musculatura mandibular, limitada apenas pelo movimento condilar. Os côndilos e os dentes modificam os movimentos mandibulares iniciados pelo sistema neuromuscular. Qualquer movimento mandibular é o resultado da interação de vários factores biológicos. Estes incluem os contactos dos dentes opostos, a anatomia e a fisiologia das ATMs, as áreas de rotação da mandíbula e a ação dos músculos de controlo e de movimento, dirigida pelas actividades neurofisiológicas associadas.

1. Influência dos contactos dos dentes opostos

Um aspeto importante de muitos movimentos do maxilar inclui os contactos dos dentes opostos. A forma como os dentes ocluem está normalmente relacionada com as superfícies oclusais dos próprios dentes, mas também com os músculos, as articulações temporomandibulares e os componentes neurofisiológicos, incluindo o bem-estar mental do doente. Quando os doentes que usam próteses completas juntam os dentes em posições cêntricas ou excêntricas dentro da gama funcional de movimentos mandibulares, as superfícies oclusais dos dentes devem encontrar-se uniformemente em ambos os lados. Desta forma, a mandíbula não é desviada da sua trajetória normal de fecho, nem a dentadura é deslocada da crista residual. Além disso, quando os movimentos mandibulares são feitos com os dentes opostos das próteses completas, em contacto, os planos inclinados dos dentes devem passar suavemente um sobre o outro e não perturbar as influências da orientação condilar, posteriormente, e da orientação incisal, anteriormente.

A investigação demonstrou que o movimento condilar é limitado não só pela anatomia das articulações temporomandibulares, mas também pelo contacto dos dentes opostos. As variações no movimento condilar têm sido observadas concomitantemente com os contactos oclusais deflectivos ou com a orientação incisal íngreme dos caninos opostos, que alteram a trajetória do movimento mandibular. Assim, os planos inclinados dos dentes artificiais devem ser posicionados de forma a estarem em harmonia com os outros factores que regulam o movimento da mandíbula. Uma falha no desenvolvimento deste tipo de oclusão pode perturbar a estabilidade das próteses completas e pode fazer com que as bases das próteses se movam sobre os tecidos moles das cristas residuais.

2. Influência das articulações temporomandibulares

Todos os movimentos mandibulares são de rotação ou translação (ou mais frequentemente uma combinação destes). Um movimento de rotação é aquele em que os impulsos regulam o movimento mandibular, que podem surgir a nível consciente e resultar em atividade mandibular voluntária. Podem também surgir a nível subconsciente como resultado da estimulação dos receptores dos músculos orais ou da atividade noutras partes do sistema nervoso central. Os impulsos iniciados a nível subconsciente podem produzir movimentos involuntários ou modificar os movimentos voluntários. Em qualquer altura, o corpo celular do nervo motor pode ser influenciado por estas várias fontes de inibição ou excitação. Quando ocorre um movimento de fecho, os neurónios dos músculos que fecham estão a ser excitados e os dos músculos que abrem estão a ser inibidos. Os impulsos do nível subconsciente, incluindo o sistema de ativação reticular, também regulam o tónus muscular, que desempenha um papel primordial na posição de repouso fisiológico da mandíbula.

Certos receptores nas membranas mucosas da cavidade oral podem ser estimulados pelo toque, alterações térmicas, dor ou pressão. Outros receptores localizados principalmente nos ligamentos periodontais fornecem informações sobre a localização da mandíbula no espaço e são denominados proprioceptores. Os impulsos gerados pela estimulação destes receptores orais dirigem-se para os núcleos sensoriais do nervo trigémeo ou, no caso dos proprioceptores, para os núcleos mesencefálicos. A partir daí, são transmitidos:

1) Através do tálamo para o córtex sensório-motor (nível consciente) para produzir uma mudança voluntária na posição da mandíbula.

2) Através de um arco reflexo para os núcleos motores do nervo trigémeo e diretamente para os músculos mandibulares para provocar um movimento involuntário da mandíbula ou

3) Por uma combinação destes dois factores, sob a influência de zonas subcorticais como o hipotálamo, os gânglios basais ou a formação reticular.

Os movimentos involuntários da mandíbula para longe de uma fonte de dor durante a realização de registos de relação da mandíbula ou uma modificação da posição de repouso fisiológico da mandíbula devido à dor da prótese são exemplos deste tipo de atividade. Antigamente, acreditava-se que a mastigação era o resultado da interação entre os reflexos de fecho e de abertura da mandíbula, influenciados pelo input sensorial e pelo controlo consciente. No entanto, provas recentes indicam que a mastigação é um evento programado que reside num "centro de mastigação" localizado no tronco cerebral (provavelmente na formação reticular da ponte).

A natureza cíclica da mastigação (abertura e fecho da mandíbula, protrusão e retrusão da língua) é o resultado da ação deste gerador de padrões centrais. O esforço consciente pode induzir ou terminar a mastigação, mas não é necessário para a continuação da mastigação. De forma semelhante, os impulsos sensoriais provenientes da região orofacial podem modificar o padrão cíclico básico do centro de mastigação para alcançar uma função óptima. A alteração das caraterísticas da mastigação (velocidade, força, duração) relacionada com a consistência de um bolo alimentar é um exemplo deste tipo de influência. Finalmente, as influências centrais de áreas do cérebro associadas a outros padrões ou "comportamentos aprendidos", emoções e stress podem inibir ou excitar o centro de mastigação.

EIXOS DE ROTAÇÃO DO MOVIMENTO MANDIBULAR

Os movimentos mandibulares simples de abertura e fecho produziriam uma ação de corte. Os movimentos da mandíbula humana são mais complexos devido à natureza dos elementos alimentares humanos; o movimento manuibular consiste em movimentos curvos e, mais frequentemente, elípticos. É vital visualizar a relação do eixo de rotação com o movimento tridimensional para compreender os problemas básicos envolvidos no início do movimento fisiológico.

1. Eixo transversal da charneira:

Trata-se de um eixo que passa por ambos os côndilos e está associado à rotação da mandíbula no plano vertical (sagital). O movimento é sempre perpendicular ao seu eixo de rotação. Existe uma controvérsia sobre a existência de um ou dois eixos de charneira transversais. Os defensores de dois eixos de articulação baseiam o seu conceito na conhecida assimetria da mandíbula. A investigação de Cohn, que apoia o conceito de dois eixos de charneira, está em conflito com alguns dos trabalhos originais de McCollum. O conceito de um eixo transversal é apoiado pela investigação clínica gnatológica.

2. Eixo vertical:

Este eixo de rotação vertical fisiológico está associado à rotação no plano horizontal e está localizado no côndilo de trabalho.

3. Eixo sagital:

Este eixo fisiológico de rotação está associado à rotação no plano frontal. O côndilo de equilíbrio gira em torno do eixo sagital e está localizado através dos côndilos de trabalho.

Elemento básico dos movimentos mandibulares: Abertura, Encerramento, Protrusão com os dentes anteriores em contacto, Protrusão com todos os dentes afastados, Retrusão de uma posição protruída com os dentes anteriores em contacto, Retrusão com os dentes posteriores em contacto (retrusão da posição intercuspídea), Extrusão com os dentes afastados, Movimentos laterais com os dentes em contacto, Movimentos laterais com os dentes em parte, uma combinação de qualquer um dos movimentos anteriores, em qualquer sequência como na mastigação. Estes movimentos são efectuados com o côndilo a funcionar de uma das várias formas.

Rotação em torno de um eixo; translação para a frente, para baixo, para o lado ou para trás; ou movimento numa direção ou direcções que resultam da combinação de duas ou mais das direcções anteriores.

POSIÇÕES BÁSICAS DA MANDÍBULA: As três posições mandibulares básicas são frequentemente utilizadas durante a função ou alternadamente como referências contra as quais outras posições podem ser comparadas. As três posições são:

i) Posição de repouso fisiológico

ii) Posição intercuspídea máxima

iii) Relação centrada

1) Posição de repouso fisiológico

É a posição postural da mandíbula quando um indivíduo está a descansar confortavelmente numa posição vertical e os músculos associados estão, num estado de atividade contratual mínima.

É a posição ligeiramente aberta que a mandíbula assume depois de o indivíduo engolir em posição intercuspídea. É uma posição relativamente passiva, uma posição em que os músculos estão sob tensão mínima. Frequentemente, é a posição a partir da qual se iniciam os movimentos mandibulares. O espaço interoclusal na posição de repouso fisiológico é frequentemente designado por espaço livre, com uma média de 1,5 a 3,0 + mm na área molar. Esta posição está ligeiramente para a frente e para baixo em relação à posição de oclusão cêntrica. Vários factores podem afetar esta posição.

São eles,

a) A posição da cabeça e do corpo durante o sono

b) A posição da cabeça e do corpo durante a vigília

c) Par

d) Desgaste oclusal excessivo

e) Factores emocionais

f) Idade

g) Espasmos musculares e qualquer afeção muscular

h) Disfunção ou doença da articulação temporomandibular

A investigação atual indica que a posição de repouso fisiológico se altera ao longo da vida do indivíduo. A posição pode mudar diariamente, se ocorrer dor, espasmo muscular ou qualquer outra entidade, ou pode mudar lentamente durante um longo período de tempo.

2) Posição intercuspídea máxima

É a intercuspidação completa dos dentes opostos, independente da posição condilar, às vezes referida como o melhor ajuste dos dentes, independentemente da posição condilar2. Se houver contactos prematuros, os dentes mandibulares podem fechar-se sobre esses contactos nos dentes maxilares e deslizar para a posição máxima intercuspídea. Por outro lado, após se terem apercebido das interferências oclusais, os mecanismos neuromusculares podem guiar os dentes mandibulares diretamente para a posição intercuspídea máxima, sem primeiro entrarem em] 1 posição de contacto prematuro/ A posição intercuspídea máxima pode variar consideravelmente durante a vida do indivíduo. Alguns dos factores responsáveis podem ser a erupção dos dentes, as mudanças de dentes decíduos para permanentes, o desgaste oclusal, a restauração e a perda de um ou mais dentes permanentes.

3) Relação centrada

É a relação maxilomandibular em que os côndilos se articulam com a posição avascular mais fina dos respectivos discos com o complexo na posição anterior-superior contra as formas das eminências articulares. Esta posição é independente do contacto com os dentes. Esta posição é clinicamente discernível quando a mandíbula é direcionada superiormente e anteriormente. É limitada a um movimento puramente rotativo em torno do eixo horizontal transversal.

Importância da relação cêntrica na construção de próteses completas:

1) É uma relação de osso para osso

2) É a posição mais posterior da mandíbula em relação à maxila

3) É uma relação de referência que é constante para cada paciente se a ATM estiver saudável.

4) A relação cêntrica é uma posição de referência no registo da relação maxilomandibular e um ponto de partida para o desenvolvimento da oclusão. É um ponto de retorno.

5) É uma posição definitivamente aprendida

6) O doente pode regressar voluntária e reflexamente a esta posição

7) Pode ser repetido e registado

8) Ao montar o molde num articulador, a relação antero-posterior dos moldes maxilar e mandibular tem uma entidade definida

9) Esta posição pode ser verificada e todos os outros registos podem ser feitos na boca e o articulador pode aceitar os registos.

MOVIMENTOS FRONTEIRIÇOS DA MANDÍBULA

Os movimentos mandibulares ocorrem dentro de limites tridimensionais. A mandíbula pode mover-se cerca de 10 mm lateralmente, abrir-se cerca de 50-60 mm, projetar-se cerca de 9 mm e retroceder cerca de 1 mm. Foram estes limites que Posselt descreveu em 1952 e que são conhecidos como movimentos fronteiriços da mandíbula. O movimento fronteiriço da mandíbula pode ser definido como um limite do movimento fisiológico em qualquer direção. Um movimento de fronteira não coincide necessariamente com o padrão funcional. De facto, a maioria dos movimentos funcionais ocorre bem dentro dos limites do limite.

A exceção é a relação cêntrica, que ocorre geralmente durante a deglutição e certas fases da mastigação. O traçado destes limites é efectuado através do movimento da mandíbula na sua amplitude extrema de movimentos. Estas posições são geralmente consideradas como relativamente estáveis e reprodutíveis, exceto em certos estados patológicos. Estes movimentos foram considerados nos planos sagital, frontal e horizontal. Estes movimentos não são normalmente afectados pela postura da cabeça e do corpo.

MOVIMENTO DA BORDA DO PLANO SAGITAL

O diagrama de Posselt dos movimentos do bordo do plano sagital é um traçado dos movimentos verticais e antero-posteriores máximos dos incisivos centrais da mandíbula em relação aos dentes maxilares. Trata-se, portanto, de um mapa dos movimentos dos limites ou bordos da mandíbula, quando vistos de um lado da cabeça. Os incisivos, a oclusão posterior, as articulações temporomandibulares, os discos, os músculos e os ligamentos determinam este movimento de limite da mandíbula no plano sagital.

A primeira e talvez a mais importante posição do bordo mandibular é a máxima intercuspidação. Esta posição do bordo é normalmente definida como o ponto onde os dentes melhor se interdigitam. A mandíbula é geralmente guiada para esta posição durante o fechamento pelas inclinações oclusais dos dentes. Esta é uma posição de borda determinada pelo dente, geralmente resultante de um longo período de crescimento, desenvolvimento e adaptação. Quando a mandíbula é retruída com os dentes em contacto leve, os dentes anteriores normalmente separam-se e a ponta incisal move-se inferior e posteriormente. Isso ocorre em aproximadamente 90% da população (Posselt 1952).

O contacto posterior com o dente fornece orientação e, assim, dita o ângulo em que ocorre o movimento inferior e posterior. As estruturas que limitam este movimento são o ligamento temporomandibular esquerdo e direito e o bordo posterior espessado do disco articular. Esta posição também pode ser designada por relação cêntrica. A diferença entre a posição de contacto retruída e a posição intercuspídea é normalmente de 0,5-1,5 mm com a oclusão de classe 1 de Angle. Este facto tem sido referido como "deslizamento em cêntrico

3) Se os côndilos forem mantidos nesta posição de charneira terminal e a boca for aberta, o segmento superior (BC) do bordo posterior do diagrama de Fosselt é registado. Esta posição de movimento da mandíbula é designada por movimento de charneira, que é essencialmente rotacional.

4) À medida que a mandíbula continua a abrir-se a cerca de 19 mm entre os molares superiores e inferiores, o côndilo começa a deslocar-se ou a transladar inferiormente e anteriormente na eminência articular, daí o termo translação. A borda posterior do diagrama de Posselt é, portanto, uma combinação de rotação da dobradiça terminal e movimentos de translação (Cl). As aberturas médias máximas

para adultos saudáveis com 20 anos de idade são 58,6 mm para os homens e 53,3 para as mulheres (Ageberg 1974).

5) A área protrusiva do movimento da mandíbula, quando feita a partir da posição aberta máxima, é limitada por músculos e ligamentos, e é um arco suave (DB) devido aos côndilos permanecerem numa relação traduzida.

6) À medida que a mandíbula se move posteriormente a partir do ponto E, o mergulho na linha superior do traçado ocorre quando as bordas incisais dos dentes anteriores superiores e inferiores passam uma pela outra, onde o envelope de movimento está completo.

7) Um último aspeto a ser considerado é o caminho do fechamento habitual. A trajetória do encerramento habitual (H) é o traçado dos incisivos centrais inferiores à medida que se deslocam da abertura máxima para a área de posição de repouso postural, para a oclusão cêntrica. A trajetória é uma combinação de movimento de articulação e translação dos côndilos, uma vez que não se trata de um movimento de fronteira, não é um movimento consistente e reproduzível, mas é uma função da postura da cabeça. À medida que a cabeça se inclina para a frente, este arco de fecho também se desloca anteriormente e, como consequência, o primeiro contacto dentário muda de posição antes da posição intercuspídea ser assumida (Mohl 1984).

MOVIMENTOS DA BORDA NO PLANO **FRONTAL**

O envelope de movimento, visto no plano frontal, assemelha-se aproximadamente a um escudo. O traçado pode ser efectuado a partir de uma película cinematográfica, quando o trajeto de uma cabeça está ligado a um incisivo central inferior.

O traçado começa com os dentes em máxima intercuspidação no ponto (MI)

À medida que a mandíbula é movida para a direita com os dentes opostos mantendo contacto, o mergulho na linha superior do traçado é criado à medida que os caninos superior e inferior passam de borda a borda. O movimento mandibular é continuado o mais possível para a direita. As capacidades de movimento lateral são determinadas pelas estruturas da articulação, músculo e ligamento. Em seguida, o movimento de abertura é iniciado e continuado com a mandíbula na posição lateral extrema direita até ocorrer a abertura máxima em MO.

A partir de MO, a mandíbula é movida numa posição lateral extrema esquerda à medida que é fechada até os dentes opostos entrarem em contacto. Depois, com os dentes opostos mantendo o contacto, a mandíbula é movida da posição lateral extrema esquerda de volta para onde os dentes opostos contactam novamente em máxima intercuspidação (MI). O mergulho no lado esquerdo do movimento da borda superior é feito quando os caninos superior e inferior passam de borda a borda.

3) A linha pontilhada que começa aproximadamente no meio do traçado e se estende para cima representa o componente ascendente de um ciclo mastigatório enquanto o paciente mastigava um bolo alimentar no lado esquerdo. A linha pontilhada do ciclo mastigatório entra em contacto com o bordo superior do envelope no ponto MI (máxima intercuspidação), indicando que os dentes opostos penetraram no bolo alimentar e entraram em contacto um com o outro. Na vista frontal, a posição de repouso está localizada ligeiramente para baixo e para a esquerda para este paciente.

MOVIMENTOS FRONTEIRIÇOS NO PLANO HORIZONTAL

Os movimentos do bordo mandibular podem ser visualizados a partir de um plano horizontal, imaginando que se olha de cima para baixo através da cabeça. O traçado do arco gótico de Gysi (1910), registado a partir deste plano, mostra os movimentos laterais e anteriores posteriores da mandíbula. Estes traçados podem ser efectuados numa placa intra-oral ou extra-oralmente com um aparelho de traçado pantográfico.

1) O traçado é geralmente efectuado com a mandíbula na posição de charneira terminal que é retruída ao máximo.

2) A ponta incisal desloca-se para a esquerda e para a frente à medida que o côndilo direito se desloca para a frente e para dentro.

3) O traçado do bordo lateral direito é efectuado quando a ponta incisal se desloca para a direita lateralmente e para a frente, enquanto o côndilo esquerdo se desloca para a frente e para a língua. 4) O registo protrusivo é feito movendo o maxilar mandibular para a frente. Assim, na posição totalmente protrusiva, ambos os côndilos se transladaram para as suas eminências.

Assim como nos movimentos dos bordos frontal e sagital, existem grandes diferenças individuais nas caraterísticas dos traçados do arco gótico. Essas diferenças são devidas à variabilidade individual na forma e tamanho do côndilo e da fossa; e às caraterísticas musculares e ligamentares (Mongini e Capurso 1982).

MOVIMENTO BENNETT

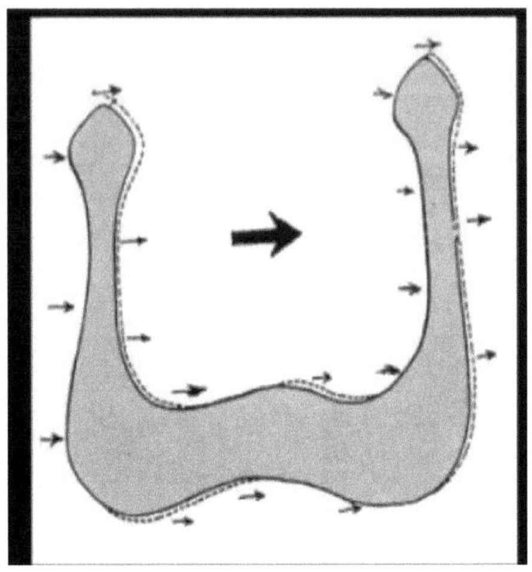

O alcance e as limitações dos movimentos mandibulares descritos até agora são da perspetiva da ponta incisal. O movimento mandibular também pode ser visto a partir de qualquer dente ou de qualquer côndilo. Um outro movimento de translação mandibular importante, o deslocamento lateral direto da mandíbula que ocorre simultaneamente com uma excursão mandibular lateral, foi descrito pela primeira vez pelo Dr. Norman Bennett em 1908 e é designado por movimento de Bennett. É definido como o deslocamento corporal da mandíbula em direção ao lado de trabalho durante a excursão lateral. Este movimento ocorre devido a influências restritivas do ligamento temporomanaibular no côndilo do lado de trabalho e, em certa medida, pela parede medial da fossa glenoide ou do lado não trabalhado.

O ângulo formado entre este movimento anterior e medial do côndilo não trabalhado e um movimento protrusivo reto é conhecido como angulação de Bennett ou angulação condilar.

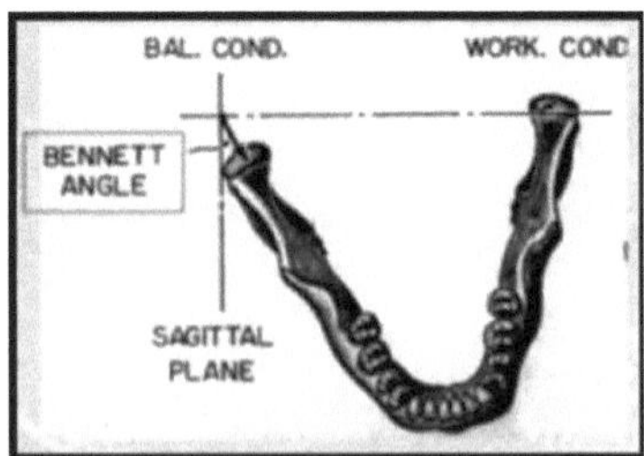

Existe uma relação direta entre o grau do ângulo de Bennett e a quantidade de movimento de Bennett. Este movimento é um componente importante do movimento lateral da mandíbula; no entanto, a sua incorporação precisa é mais significativa quando se está a restaurar a oclusão de pacientes dentados do que edêntulos. Este movimento pode ser registado com precisão através de registos interoclusais ou traçados pantográficos. O momento do movimento de Bennett varia muito entre os indivíduos. Se o componente lateral surgir no início do movimento, é designado por deslocamento lateral "imediato" ou "precoce".

A componente lateral gradual é designada por deslocação lateral "progressiva". A direção do movimento de Bennett depende das estruturas articulares e da contração dos músculos pterigóides laterais. De acordo com Lundeen et al, 1978, a quantidade de movimento lateral medido no plano horizontal é, em média, de 0,75 mm, sendo que 80% de todos os doentes têm um movimento de Bennett de 1,5 mm ou menos.

<u>TEORIAS DAS OCLUSÕES</u>

1) Teoria da oclusão de Bonwills

2) Teoria cónica da oclusão

3) Teoria esférica da oclusão

OCLUSÃO EQUILIBRADA

Dependendo da morfologia do dente:

Anatómico equilibrado

Semi-anatómico equilibrado

Não anatómico equilibrado

Dependendo da localização:

Centric

Excêntrico - a) Protrusivo, b) Lateral

Dependendo do equilíbrio:

Equilibrado

Não equilibrado

Alguns outros esquemas oclusais:

1. Neutrocêntrico: centralização da oclusão

2. Orgânica: músculos e articulações função dentária

3. Monoplano

4. Lingualizado

Uma teoria é um conjunto de ideias formuladas para explicar algo, sem declaração dos princípios de um assunto. É um método da ciência. Existem muitas teorias de oclusão que foram apresentadas por muitos profissionais eminentes da prática dentária, mas nenhuma delas tem, até à data, uma base científica sólida. Estas teorias têm de ser devidamente analisadas e estudadas antes de serem aplicadas na prática. Na história do articulador, pelo menos três teorias de oclusão foram propostas como base para os projectos de articuladores dos inventores.

Articulador

Definição: Um articulador é um análogo mecânico das articulações temporomandibulares e das arcadas dentárias superior e inferior, um dispositivo ao qual podem ser fixadas peças de gesso maxilar e mandibular com o objetivo de simular as relações de contacto funcionais e parafuncionais de uma arcada com a outra.

São utilizados para manter os moldes numa ou mais posições, uns em relação aos outros, para fins de diagnóstico, disposição de dentes artificiais e desenvolvimento das superfícies oclusais de restaurações fixas23. Os articuladores devem trabalhar fora da boca, para maior comodidade do paciente e economia de tempo. Para uma correta visualização da relação oclusal. Para manter o molde oposto numa relação fixa pré-determinada.

1) A TEORIA DA OCUPAÇÃO DE BONWILL :

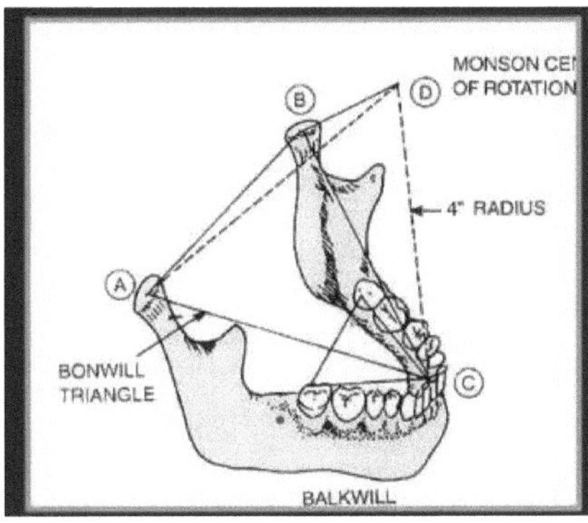

Bonwill, matemático e dentista, iniciou os seus estudos sobre a oclusão humana por volta de 1850. Em 1885, apresentou o seu primeiro trabalho a uma sociedade dentária, no qual descreveu as suas "Leis geométricas e mecânicas da articulação".

Os princípios de Bonwill ficaram firmemente enraizados e, durante várias décadas, forneceram um quadro de referência para as hipóteses subsequentes relativas à natureza da oclusão. A teoria da oclusão de Bonwill, também conhecida como teoria do triângulo equilátero, propunha que os dentes se moviam uns em relação aos outros, guiados pelos controlos condilares e pela ponta incisal. Bonwill analisou a mandíbula e descreveu-a em termos de um triângulo equilátero com lados de 10 cm (4 polegadas) ligando ambos os côndilos e os ângulos rnesioincisais dos incisivos centrais mandibulares

Justificação:

Bonwill, em 1885, deu uma ideia de um ideal geométrico com o objetivo de pôr em contacto a maior quantidade de superfície de trituração dos bicúspides e molares e, ao mesmo tempo, fazer com que todos os incisivos entrem em ação durante os movimentos laterais. A Oclusão equilibrada resultante seria para "igualar a ação dos músculos de ambos os lados simultaneamente, e obter a maior quantidade de superfície de trituração em cada movimento. E, para além disso, para igualar a pressão e a força em ambos os lados e partes das arcadas dentárias. Presume-se que estas condições ajudariam a reduzir a inclinação e o deslocamento das próteses completas quando estão a funcionar na boca.

O Articulador Bonwill

Antes das leis de Bonwill, os esquemas de oclusão baseavam-se na ideia de uma dobradiça estática única, localizada centralmente. Isto foi incorporado nos "articuladores" simples com dobradiças de meados e finais do século XIX.[th] Numa tentativa de reproduzir mais fielmente a função e a anatomia mandibular. Bonwill desenvolveu um articulador "anatómico" equilátero com dois elementos condilares independentes. Este instrumento é considerado o primeiro exemplo da aplicação de princípios matemáticos a problemas de oclusão (Butler e Zander, 1968) e serviu de modelo para a instrumentação mecânica durante muitos anos.

Limitações

O instrumento de Bonwill era limitado na medida em que não permitia a influência da eminência articular no trajeto do côndilo durante a protrusão ou excursão lateral. Como o membro mandibular era avançado em relação ao membro maxilar, havia um componente inferior no trajeto do côndilo, um ingrediente essencial para criar com precisão uma oclusão equilibrada. Assim, como observado por Washburn (1925), "um dos fenómenos da história dentária é que ninguém, durante quarenta anos, descobriu que os dentes colocados em equilíbrio num articulador de Bonwill não se equilibravam na boca do paciente". Segundo Washburn, esta inconsistência foi notada pela primeira vez em 1893 por Walker, que reconheceu que o trajeto do côndilo é inclinado inferiormente devido à eminência articular, a chamada inclinação condilar. Concebeu um articulador com um mecanismo de trajetória do côndilo ajustável e um dispositivo de rastreio extra-oral complexo para registar a inclinação desta trajetória para cada doente. (Walker, 1896)

A TEORIA CÓNICA

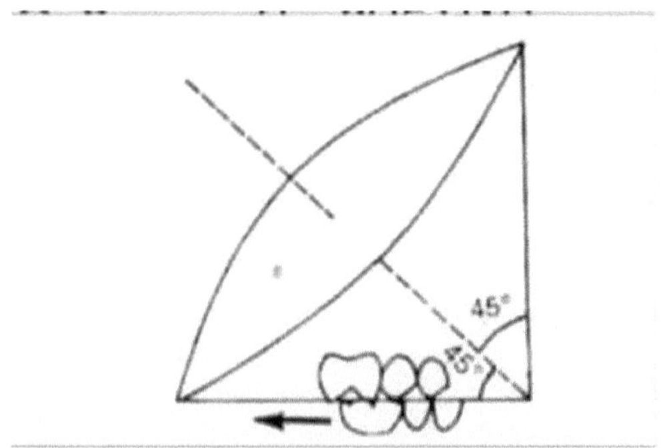

A teoria cónica da oclusão propõe que os dentes inferiores se movam sobre as superfícies dos dentes superiores como sobre a superfície de um cone, gerando um ângulo de 45 graus e com o eixo central do cone inclinado num ângulo de 45 graus em relação ao plano oclusal. O articulador Hall Automatic, concebido por Rupert E. Hall, é um exemplo de um articulador concebido de acordo com a teoria cónica da oclusão. É de notar que são necessários dentes com cúspides de 45 graus quando se fazem próteses com este instrumento.

TEORIA ESFÉRICA DA OCLUSÃO

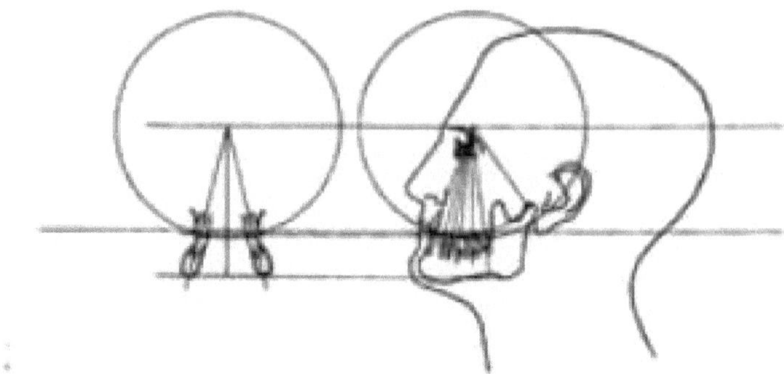

Esta teoria foi proposta por G.S. Monson em 1918, e baseava-se em observações de dentes naturais e crânios efectuadas por Spee, um anatomista alemão. (A teoria esférica da oclusão mostrou que os dentes inferiores se movem sobre a superfície dos dentes superiores como sobre a superfície de uma esfera, com um diâmetro de 8 polegadas (20 cms). O centro da esfera situa-se na região da glabela e a superfície da esfera passa pelas fossas glenóides ao longo das eminências articulares ou concêntrica com elas. Esta forma de oclusão é por vezes designada como tendo uma curva de Monson. Os dentes inferiores estão ligeiramente inclinados para a lingual, o que cria uma curva transversal das superfícies oclusais de lado a lado. Esta é a chamada curva de Monson, que tem um diâmetro de cerca de 8 polegadas numa dentição normal. Esta oclusão deve ser desenvolvida em forma curva; o plano do arco tem a sua face convexa para baixo e a sua face côncava para cima. Deve ser disposta com a chamada curva de spee. Curvaturas de compensação laterais.

Em 1949, Harry Young descreveu os conceitos estabelecidos e tradicionais da oclusão da prótese total. Afirmou que a teoria esférica defendia que os contactos dentários eram múltiplos e estavam em harmonia com as guias anatómicas e as caraterísticas funcionais de cada paciente. Com uma variação na angulação da orientação condilar e incisal, as trajectórias de movimento dos dentes intervenientes devem ser arqueadas e as trajectórias devem situar-se principalmente no plano horizontal. Assim, os dentes devem ter uma curva composta no sentido antero-posterior e uma curva de Monson no sentido transversal. Young também acrescentou que "a disposição para a teoria esférica tem sido a prática padrão por talvez meio século".

O "instrumento maxilomandibular" concebido por Monson (1918) baseava-se na teoria esférica. O membro superior do instrumento move-se anteroposteriormente e mediolateralmente. No entanto, os movimentos reproduzidos no articulador de Monson não estão de acordo com a orientação proporcionada pelos côndilos mandibulares nos movimentos laterais da mandíbula. O Hagman Balancer e uma fase da técnica de reconstrução oclusal de Pankey Mann também se baseiam na teoria esférica da oclusão.

Limitações

Esta forma de oclusão tem poucos inconvenientes

1) Em primeiro lugar, tal forma de oclusão é ilusória, porque tal oclusão não é a relação das dentaduras mandibular e maxilar ao longo de toda a sua função mastigatória, mas é apenas a sua direção para a ponta e, no entanto, irá empurrá-la para um lado contra os tecidos mal formados e sensíveis da crista milo-hióidea. 5) A afirmação de que os movimentos da mandíbula se adaptarão prontamente a este padrão de oclusão é falaciosa, uma vez que o côndilo é geralmente inadaptável. As desarmonias numa tal oclusão exerceriam um efeito deletério sobre o suporte ósseo e tecidular subjacente. Os movimentos individuais antero-posteriores e laterais não são englobados na máquina esférica. Segundo Russell Wheeler, "nada do que é anatómico pode ser reduzido à exatidão matemática dos termos geométricos".

Um conceito é definido como uma crença geral que representa uma classe de ideias. É a ideia dos atributos comuns a uma classe de coisas. Por outras palavras, um conceito pode ser considerado como uma noção geral.

Embora o conceito oclusal que um médico de clínica geral seleciona e utiliza para o tratamento de pacientes seja apenas uma fase na construção de próteses completas, é de igual importância para qualquer outra fase. O médico de clínica geral deve selecionar um esquema oclusal para o seu doente com base nos dados de diagnóstico do doente, no seu nível de especialização e na competência do técnico de laboratório dentário. Qualquer técnica escolhida pelo médico de clínica geral deve ser prática e cientificamente fundamentada, ao mesmo tempo que fornece ao doente uma prótese clinicamente aceitável.

A existência de um espetro oclusal é importante na prótese dentária completa, porque sobre ele se encontra um espetro de pacientes.

Frequentemente, a localização do paciente no espetro do paciente coloca limites na seleção do esquema oclusal. Independentemente das convicções de cada um sobre a superioridade de uma forma particular de oclusão, os limites anatómicos, mecânicos, fisiológicos e estéticos apresentados pelos pacientes limitarão a escolha dos esquemas oclusais. A consideração apenas da anatomia ou da condição dos tecidos orais não constitui uma base adequada para a seleção de uma oclusão, embora a ênfase num fator em detrimento de outro varie consoante o operador.

O espetro do paciente (edêntulo)

O espetro do doente pode ser considerado semelhante à Escala de Edentulidade introduzida no texto de Miller sobre próteses parciais removíveis. Isto representa uma raridade na prática clínica das próteses dentárias completas. O inverso é verdadeiro para os pacientes no extremo oposto do espetro de pacientes. No extremo direito está o doente geriátrico. Este doente é idoso e está doente. Apresenta rebordos residuais muito reabsorvidos com uma cobertura mucosa espessa e friável. Tem pouca consciência oral e pouca destreza oral. As alterações senis reduziram o seu QI dentário adequado a um ponto em que a comunicação para efeitos de educação do doente é quase impossível. Este doente não está frequentemente interessado na estética. A sua maior exigência é o conforto e, em menor grau, a função. O número de pacientes deste tipo vistos pelos protésicos está a aumentar diariamente.

Entre estes dois extremos do espetro de pacientes encontra-se um grande número de pacientes com diferentes condições anatómicas, diferentes graus de preocupação estética e diferentes níveis de destreza oral e consciência oral. No meio exato do espetro pode estar o doente médio visto atualmente. Este doente é de meia-idade, ou ligeiramente mais velho, com cristas reabsorvidas mas adequadas, cobertas por uma mucosa bastante saudável. A destreza e a consciência oral podem variar, assim como o interesse pela estética.

O espetro oclusal

Subjacente ao espetro do doente e relacionado com ele está o espetro oclusal, que pode ser considerado como uma coleção de esquemas oclusais (formas e disposições dos dentes) organizados de acordo com as necessidades do doente.

ARTICULAÇÃO EQUILIBRADA

No conceito de articulação equilibrada, os dentes devem deslizar uniformemente uns sobre os outros, desde o incisivo central até ao segundo molar, no lado de trabalho da arcada Nenhum dente deve interferir e fazer com que os outros se levantem para fora da articulação. Os contactos no lado de equilíbrio devem existir e não devem interferir com o movimento de deslizamento suave no lado de trabalho. Os contactos posteriores devem existir simultaneamente com os contactos nos dentes anteriores para os movimentos protrusivos. Os refinamentos oclusais são realizados após o processamento das próteses, utilizando técnicas de remodelação oclusal selectiva, e são realizados como um procedimento separado. Quando se consegue uma articulação equilibrada, esta é corretamente denominada (articulação mecanicamente equilibrada) em oposição à "articulação fisiologicamente equilibrada "32;

O equilíbrio nas próteses completas é único e criado pelo homem. Não ocorre nos dentes naturais e, de facto, não é necessário, uma vez que cada dente é suportado de forma independente. Se o equilíbrio oclusal bilateral ocorrer nos dentes naturais, é considerado um contacto prematuro no lado não funcional (lado de equilíbrio) e é considerado patológico.

Tipos de Equilíbrio ou Equilíbrio

Quando as forças actuam num corpo de tal forma que não resulta qualquer movimento, existe equilíbrio ou balanço. Esta deve ser a principal consideração do dentista ao considerar as forças que actuam sobre os dentes e as bases da prótese com o seu efeito resultante no movimento da base. Uma base estável é o objetivo final. A estabilidade total não é possível devido à natureza de cedência das estruturas de suporte, mas deve ser compreendido o controlo dos factores físicos que se aplicam à relação dos dentes entre si e que se aplicam à posição dos dentes na base da dentadura, em relação à crista.

A aplicação destas leis físicas pode ser expressa pelos seguintes axiomas:

1. Quanto mais larga e maior for a crista e quanto mais próximos estiverem os dentes da crista, maior será o equilíbrio da alavanca.

2. Pelo contrário, quanto mais pequena e estreita for a crista e quanto mais afastados estiverem os dentes da crista, mais fraco será o equilíbrio da alavanca.

3. Quanto mais largo for o rebordo e mais estreitos forem os dentes no sentido vestibulolingual, maior será o equilíbrio.

4. Pelo contrário, quanto mais estreito for o rebordo e mais largos os dentes, mais fraco será o equilíbrio.

5. Quanto mais lingual (para dentro) os dentes forem colocados em relação à crista do rebordo, maior será o equilíbrio.

6. Quanto mais para vestibular (para fora) os dentes estiverem posicionados, pior será o equilíbrio.

7. Quanto mais centrada for a força de oclusão anterioposteriormente, maior será a estabilidade da base.

O equilíbrio pode ser unilateral, bilateral ou protrusivo.

Equilíbrio de Alavanca Unilateral: Ocorre quando há equilíbrio da base sobre suas estruturas de suporte quando um bolo alimentar é interposto entre os dentes de um lado e existe um espaço entre os dentes do lado oposto.

Equilíbrio Oclusal Unilateral: Está presente quando as superfícies oclusais dos dentes de um lado se articulam simultaneamente, como um grupo, com um deslizamento suave e ininterrupto.

Equilíbrio oclusal bilateral: Está presente quando existe equilíbrio em ambos os lados da prótese devido ao contacto simultâneo dos dentes em oclusão cêntrica e excêntrica. Requer um mínimo de três contactos para estabelecer um plano de equilíbrio. Quanto mais contactos, mais seguro é o equilíbrio. Este tipo de equilíbrio depende da interação entre a orientação incisal, o plano de oclusão, a angulação dos dentes, a inclinação e a inclinação, a altura da cúspide, a curva de compensação e a inclinação da trajetória condilar.

Equilíbrio Oclusal Protrusivo: Está presente quando a mandíbula se move essencialmente para a frente e os contactos oclusais são suaves e simultâneos na parte posterior, tanto do lado direito como do lado esquerdo, e nos dentes anteriores. É ligeiramente diferente do equilíbrio bilateral na medida em que requer um mínimo de três contactos, um de cada lado posteriormente e um anteriormente, e depende da interação dos mesmos factores que o equilíbrio oclusal bilateral. O conceito total de articulação equilibrada deve ser considerado em termos do seguinte:

1) O tamanho e a posição do dente em relação ao tamanho e à forma do rebordo.

2) A extensão da cobertura da base da prótese.

3) Equilíbrio oclusal com contacto estável na posição do bordo retruído e numa área (cêntrica longa) anterior a ele.

4) Equilíbrio oclusal excêntrico direito e esquerdo por contactos simultâneos no limite da atividade funcional e parafuncional.

5) Equilíbrio oclusal intermédio para todas as posições entre a oclusão cêntrica e todas as outras excursões funcionais ou parafuncionais para a direita, para a esquerda e protrusivas. Este equilíbrio é provavelmente o mais importante, pois permite contactos dentários suaves e ininterruptos na dinâmica dos movimentos mandibulares.

História da Articulação Equilibrada:

O conceito de articulação equilibrada é frequentemente atribuído a Ferdinand Graf Spee", que, em 1890, apresentou de forma independente as suas observações sobre a função dos dentes naturais dos seres humanos.

Spee propôs que: 1) as superfícies oclusais de contacto de todos os dentes nundibulares naturais "deslizam" contra as dos dentes maxilares. 2) Estas áreas de contacto encontram-se na mesma superfície cilíndrica e 3) O eixo horizontal da curvatura do cilindro passa pelo meio da superfície medial das órbitas, atrás do ducto lacrimal.

Spee sugeriu que a oclusão funciona como "mós de moagem" e que o movimento mandibular ocorre em "trajectórias circulares, tal como um pêndulo se move em torno de um eixo". O termo curva de Spee deriva da sua observação de que, quando vistas lateralmente, "as superfícies mastigatórias do molar estão alinhadas numa curva convexa para baixo ao longo do maxilar superior e numa curva côncava para cima ao longo do maxilar inferior" (Spec 1890). Ele também acreditava que uma continuação posterior dessa curvatura passaria ao longo da superfície anterior do côndilo, que se move num caminho circular com o mesmo comprimento de raio na superfície oculta dos molares, ou seja, na mesma superfície cilíndrica".

Spee concluiu que "Como o deslizamento da mandíbula para a frente e para trás ocorre numa trajetória de movimento circular, tais deslocações podem ocorrer em distâncias mais longas sem qualquer necessidade de as arcadas se separarem umas das outras, garantindo assim a eficiência mastigatória. A separação das superfícies oclusais só é inevitável para ultrapassar o contacto dos caninos superiores e inferiores fortemente salientes. Mas isso também pode ser eliminado pelo desgaste.... Isto deve ser considerado na construção de próteses, não só para permitir uma melhor mastigação, mas também para evitar efeitos de alavanca durante a mastigação". Assim, nasceu o conceito de oclusão equilibrada da organização oclusal, particularmente para a prótese dentária completa.

Vários clínicos descreveram o conceito de articulação equilibrada durante as últimas décadas. Em cada caso, foram sugeridos moldes dentários específicos para fornecer os contactos dentários necessários para este conceito. O exemplo clássico de articulação balanceada bilateral data de 1914, quando Alfred Gysi introduziu a forma de cúspides de 33 graus, dispostas de acordo com os movimentos do articulador. Estes dentes dispostos num conceito oclusal equilibrado destinavam-se a aumentar a estabilidade e a dirigir as forças de contacto para as cristas.

Uma articulação equilibrada utilizando dentes não anatómicos foi sugerida por Sears na década de 1920. Um plano oclusal curvo anterio-posteriormente e lateralmente, ou o uso da rampa do segundo molar, fornecia os contactos dentários necessários para o desenvolvimento do conceito oclusal equilibrado. O aumento da estabilidade das dentaduras, reduzindo a mesa oclusal dos dentes posteriores inferiores, enquanto se mantém um conceito equilibrado, foi defendido por French em 1954. Os dentes posteriores superiores com inclinações oclusais linguais mínimas de 5 graus, para o primeiro pré-molar, 10 graus para os segundos pré-molares e 15 graus para o primeiro e segundo molares foram usados por French. As inclinações das cúspides estavam dispostas num plano oclusal curvo e permitiam uma articulação equilibrada tanto lateralmente como anterio-posteriormente.

Pleasure introduziu mais uma abordagem concebida para melhorar a estabilidade da prótese inferior branca, proporcionando uma articulação equilibrada.

Segundo pleasure, uma curvatura lateral inversa posterior, exceto para os segundos molares que foram colocados com a curvatura lateral habitual, proporcionou uma articulação equilibrada. O contacto oclusal unidimensional entre os dentes posteriores opostos foi defendido por Frush como uma oclusão linear que inicialmente poderia ser arranjada para uma articulação equilibrada no instrumento dentário, seguida de procedimentos de remodelação oclusal intra-oral para obter uma articulação equilibrada. Uma lâmina nos dentes posteriores inferiores em contacto com as superfícies essencialmente planas dos dentes superiores, colocada num ligeiro ângulo em relação à horizontal, eliminava os contactos oclusais deflectivos e proporcionava uma maior estabilização das próteses.

Definição de Articulação ou Oclusão Equilibrada:

A articulação equilibrada é o contacto oclusal bilateral simultâneo, anterior e posterior, dos dentes em posições cêntricas e excêntricas.

A articulação equilibrada da arcada transversal é o contacto simultâneo das cúspides vestibulares e linguais dos dentes maxilares do lado de trabalho com as cúspides vestibulares e linguais opostas dos dentes mandibulares, em simultâneo com o contacto das cúspides linguais dos dentes maxilares do lado de não trabalho com as cúspides vestibulares dos dentes mandibulares.

A articulação equilibrada entre dentes cruzados é o contacto harmonioso das cúspides vestibulares e linguais dos lados de trabalho opostos.

Em 1925, Rudolph L. Hanau apresentou à profissão um documento de reflexão intitulado "Articulação: Definida, analisada e formulada". As suas teorias foram formuladas sem provas experimentais, mas foram aceites pela profissão apenas com ligeiras modificações dos seus conceitos originais. O que evoluiu foi uma interpretação das leis da articulação numa inter-relação, a que Hanau chamou "Factores que regem a articulação". Hanau afirmou: "A articulação equilibrada é a mudança de uma oclusão equilibrada para outra, enquanto as superfícies mastigatórias permanecem em contacto equilibrado". Os seus conceitos limitavam-se à articulação de equilíbrio mecânico, distinguindo-a assim da articulação de equilíbrio fisiológico. A articulação de equilíbrio mecânico envolve, como afirmou Hanau, "leis precisas de articulação baseadas na geometria, uma oclusão construída num articulador completamente controlado pela mecânica "32. O estudo de Hanau sobre este assunto foi designado por "leis de articulação de Hanau" e "Quinto de Hanau".

As leis de articulação de Hanau e o Quint:

Hanau não era um dentista, mas sim um engenheiro e um grande investigador. Ele acreditava que a articulação dos dentes artificiais estava relacionada com nove factores. 1) Inclinação horizontal do côndilo. 2) Curva de compensação. 3) Orientação incisal protrusiva, 4) Plano de orientação, 5) Inclinação buco-lingual dos eixos dentários, 6) Trajeto condilar sagital, 7) Orientação incisal sagital, 8) Alinhamento dentário, e 9) Altura relativa das cúspides.

Ele traçou matematicamente os nove factores e enumerou as leis da articulação equilibrada numa série de 44 afirmações. Hanau combinou sabiamente os nove factores originais e reduziu-os a cinco. 1) Orientação condilar, 2) Curva compensatória, 3) Altura relativa das cúspides, 4) Orientação incisal e 5) Plano de orientação. Mostrou como se afectavam uns aos outros com um diagrama inteligente chamado "O Quinto da Articulação". A sua apresentação foi aplaudida pela maioria dos principais protésicos contemporâneos36. A ordem destes factores foi alterada e revista, principalmente para maior clareza e conveniência.

Os cinco principais factores são os seguintes

     1) Inclinação da orientação condilar,

     2) Inclinação da guia incisal,

     3) Orientação do plano oclusal,

     4) Inclinação das cúspides, e

     5) Proeminência da curva de compensação.

O primeiro e o segundo factores são referidos como os factores de controlo final e controlam os movimentos do articulador, enquanto os outros três podem ser alterados pelo dentista para alcançar a harmonia entre estes cinco factores.

1) Inclinação da orientação condilar

A inclinação do côndilo é determinada pelo doente. O dentista não tem qualquer controlo sobre a inclinação condilar e não pode alterar ou modificar para se adaptar a uma oclusão particular. Este fator é obtido através do registo protrusivo. O fator condilar é transferido para a configuração da orientação condilar no articulador.

Trapozzano afirmou que "o grau de inclinação condilar registado resulta de:

a) A forma do contorno ósseo da articulação temporomandibular,

b) A ação dos músculos que fixam a mandíbula,

c) A limitação dos movimentos, efectuada pelos ligamentos de fixação), e

d) O método utilizado se o registo for efectuado através de uma técnica que requeira que as bases de registo repousem sobre os tecidos das cristas mandibulares e/ou maxilares, o efeito do deslocamento dos tecidos sobre os quais estas bases repousam durante a realização do registo modificará o registo".

Hanau chama a esta deslocação de tecidos "realeff" (Resilient and Like effects).

2) Inclinação da guia incisal

A orientação incisal é a influência das superfícies de contacto dos dentes anteriores mandibulares e maxilares no movimento mandibular. O ângulo de orientação incisal é, anatomicamente, o ângulo formado pela intersecção do plano de oclusão e uma linha dentro do plano sagital determinada pelas bordas incisais dos incisivos centrais maxilares e mandibulares; quando os dentes estão em máxima intercuspidação2.

Os ângulos de guia incisal, tanto horizontais como laterais, estabelecidos pelo dentista, desta forma, podem variar entre 0 e mais de 45 graus. Entende-se que quanto mais o ângulo da guia incisal horizontal se aproximar de 0 graus, mais estável será a prótese, devido à redução das inclinações laterais; Na intercuspidação máxima, os dentes anteriores, normalmente, estão dispostos sem contacto entre os dentes anteriores, o que ocorrerá quando a mandíbula se mover numa direção lateral ou protrusiva durante a articulação.

A mandíbula é guiada para uma posição completamente diferente através da alteração da inclinação incisal. Os dentes posteriores estão mais próximos da ação da inclinação incisal do que da ação da inclinação condilar, pelo que a orientação incisal exerce maior influência sobre os dentes do que a orientação condilar.

Se a orientação incisal for íngreme, são necessárias cúspides íngremes, um plano oclusal ou uma curva de compensação íngreme para efetuar um equilíbrio oclusal. Devido ao plano inclinado acentuado, este tipo de oclusão é prejudicial para a estabilidade e equilíbrio da base da prótese. Para as próteses completas, a orientação incisal deve ser tão plana quanto a estética e a fonética o permitam. Quando a disposição dos dentes anteriores exige uma sobreposição vertical, deve ser definida uma sobreposição horizontal compensatória para evitar que a orientação incisal dominante (interferência anterior) perturbe o equilíbrio oclusal nos dentes posteriores.

3) Orientação do plano oclusal

A orientação do plano é selecionada pelo dentista para estar em harmonia com os bordos laterais da língua do doente e o rolo medial do músculo bucinador. A colocação do plano deve orientar a superfície oclusal dos dentes posteriores em relação a estas estruturas anatómicas, de modo a que os alimentos possam ser mantidos entre os dentes para uma mastigação adequada. Os guias de tecidos moles utilizados pelo clínico na localização do plano são as almofadas retromolares e o canto da boca bilateralmente. Também está relacionado com a linha ala-tragus, ou linha do campista.

As inclinações das cúspides e a proeminência das curvas de compensação são caraterísticas que já estão estabelecidas na forma oclusal dos dentes artificiais posteriores projectados. Quando um dente é posicionado no plano orientado e no local apropriado (ou seja, no primeiro molar inferior), a inclinação das cúspides e as curvas de compensação já desenvolvidas na escultura e fabrico do dente podem não estar em harmonia com os requisitos de articulação dos instrumentos dentários. Nenhuma quantidade de inclinação, elevação ou abaixamento do dente estabelecerá a harmonia necessária, nem no instrumento nem no ambiente oral. A remodelação oclusal é o único método para restabelecer a harmonia entre a superfície oclusal dos dentes e os movimentos do articulador.

Portanto, a orientação do plano oclusal torna-se o terceiro fator fixo da oclusão. Posicionando os dentes anteriores corretamente para uma aparência estética e localizando a extremidade posterior do plano oclusal aproximadamente a dois terços da almofada retromolar, o dentista fixa a orientação do plano oclusal. Quaisquer alterações necessárias para equilibrar a oclusão devem, portanto, ser feitas através da remodelação oclusal do molde dentário selecionado para a oclusão.

4) Inclinação das cúspides dos dentes

A inclinação das cúspides dos dentes, o quarto fator de oclusão, refere-se ao ângulo entre a superfície total do dente e a inclinação da cúspide em relação a essa superfície. Por exemplo, a designação dente de 33 graus indica que as inclinações mesiais das cúspides fazem um ângulo de 33 graus com um plano que toca as pontas de todas as cúspides do dente. Embora teoricamente isso preencha a definição de ângulo de cúspide, as medidas reais dos ângulos de cúspide relatadas por Lang e Thompson foram bastante diferentes.

De qualquer modo, a inclinação da cúspide concebida no dente pelo fabricante não é necessariamente a inclinação efectiva quando o dente é colocado em oclusão no articulador.

FÓRMULA DE SWENSON

A fórmula de Swenson é uma fórmula empírica e esclarece a relação entre a inclinação da cúspide sagital e a inclinação da guia incisal. Se a angulação da cúspide é a inclinação da guia incisal é υ a inclinação da guia condilar é, e a fração da distância da guia incisal é d, a fórmula de Swenson pode ser expressa:

$$\Sigma = \upsilon + d\,(B - v)$$

Por conseguinte, se a angulação das cúspides estiver de acordo com a orientação incisal e a orientação condilar, as angulações das cúspides variam da seguinte forma

1. Se a inclinação incisal for inferior à inclinação da orientação condilar, a angulação da cúspide deve ser igual à inclinação incisal mais um ângulo que depende da diferença $B - v$ e da fração da distância do ponto incisal à cúspide em questão.

2. Se a inclinação da guia incisal for igual à da guia condilar, ou seja, υ, a angulação da cúspide é igual à inclinação da guia incisal e da guia condilar, ou seja, υ.

3. Se a inclinação da guia incisal for maior do que a inclinação da guia condilar, a diferença υ será negativa. A angulação da cúspide é igual à inclinação da guia incisal menos um ângulo que depende da diferença, 13-u e da fração da distância da cúspide em questão.

Nesta fórmula, 'd' tem valores para as respectivas cúspides de P1P2=2/10, M1=3/10, M2=4/10, M3=5/10

Em que M=Molar e P=Premolar. A exatidão da fórmula é de aproximadamente ± 1 grau para a diferença entre a inclinação da guia condilar e a inclinação da guia incisal até se atingir uma diferença (ângulo cid) de 60^0 . Para obter uma oclusão equilibrada através da utilização de dentes posteriores sem cúspide, é necessário considerar toda a superfície oclusal do dente sem cúspide como um único dente de protrusão e ajustar os dentes em conformidade.

FÓRMULA DE GYSI PARA O SEGUNDO MOLAR:

A fórmula de Gysi para a angulação do segundo molar é:

Angulação de M2 = <u>inclinação do côndilo + inclinação da guia incisal</u>

$$2$$

Se a angulação de M2 for M2, a inclinação da guia condilar for, e a inclinação da guia incisal for υ , a fórmula será

Isto é   ZM2= $\dfrac{\beta^+ \upsilon}{}$

A fórmula de Gysi é assumida como uma fórmula empírica, dando ao dentista uma conceção da angulação aproximada da cúspide e a definição da mesa incisal de um articulador ajustável.

5) Proeminência da curva de compensação

O Glossário de termos protéticos define a curva de compensação como: "A curvatura antero-posterior (no plano mediano) e a curvatura mediolateral (no plano frontal) é o alinhamento das superfícies de oclusão e dos bordos incisais dos dentes artificiais que são utilizados para desenvolver uma oclusão equilibrada. A curva é introduzida na construção de próteses completas para compensar as influências de abertura produzidas pelas orientações condilares e incisais durante os movimentos excursivos laterais e protrusivos da mandíbula.

É determinada pela inclinação dos dentes posteriores e pela sua relação vertical com o plano "oclusal", de modo a que a superfície oclusal resulte numa curva que esteja em harmonia com o movimento da mandíbula, guiado posteriormente pela trajetória condilar. Uma trajetória condilar acentuada requer uma curva de compensação acentuada para o equilíbrio oclusal. Uma curva de compensação menor para a mesma orientação condilar resultaria numa orientação incisal mais acentuada (interferência anterior), o que causaria a perda de contactos de equilíbrio molar. É valiosa na medida em que permite ao dentista alterar a altura da cúspide sem alterar a forma do dente fabricado. Assim, a cúspide pode ser tornada mais longa ou mais curta (mais inclinada ou mais plana) simplesmente inclinando o longo eixo de um dente para se conformar com a orientação final.

Se o dente for não anatómico ou um dente com menos cúspides, a inclinação pode criar uma curva de compensação através da criação da altura da cúspide. Ao elevar a cúspide facial acima da cúspide lingual, o dente pode ser considerado como uma única cúspide e, quando disposto numa curva de compensação, com uma única superfície contínua.

FÓRMULA DE THIELEMANN:

Para se obter uma oclusão equilibrada e suave, a curva de compensação deve estar em harmonia com os outros factores de oclusão. Esta relação está expressa no Quint de Hanau. É expressa de forma ainda mais clara pela fórmula de oclusão de Thielemann. A fórmula é geralmente expressa como:

Oclusão equilibrada: = KI

     OP. C. OK

Onde,

   K é a inclinação da orientação condilar

   I é a inclinação da orientação incisal

   C é a altura das cúspides

   OP é a inclinação do plano de orientação

   OK é a proeminência da curva de compensação

A fórmula de Thielemann é uma fórmula empírica, que indica a relação entre os factores de oclusão e não exprime valores precisos. Para esclarecer a relação exacta da curva de compensação, é necessário compreender corretamente alguns termos novos.

Plano do cúspide e ângulo do plano do cúspide:

Quando as duas pontas das cúspides vestibulares e a ponta das cúspides linguais mais altas são ligadas por linhas rectas, estas linhas circunscrevem um pequeno plano, que é chamado "plano da cúspide". A inclinação do plano da cúspide em relação ao plano de oclusão é designada por "ângulo do plano da cúspide".

Fórmula da curva de compensação

Aqui a curva é descrita como duas linhas rectas com o ponto mais baixo situado entre o segundo bicúspide mandibular e o primeiro molar. As pontas dos incisivos, o canino e o plano da cúspide do canino estão numa linha PP. O plano da cúspide do molar está na linha MM. Cada uma destas linhas forma um ângulo com o plano de oclusão. Este ângulo é idêntico ao ângulo do plano da cúspide. A angulação das facetas protrusivas com várias inclinações de orientação condilar é calculada em relação ao plano de oclusão. Ao variar o ângulo do plano da cúspide, a angulação da cúspide da faceta protrusiva tem de ser alterada em conformidade para obter a mesma inclinação das facetas em relação ao plano de oclusão.

A ação da curva de compensação é a seguinte: A angulação da cúspide das facetas protrusivas do molar deve ser reduzida com um ângulo igual ao ângulo do plano da cúspide;

Os cinco factores de equilíbrio da oclusão interagem entre si. Uma analogia prática para clarificar o papel desempenhado pelos factores é imaginar a mandíbula como um tripé com cada côndilo e os dentes como base. Nenhuma ou duas combinações desta base fixam ou controlam completamente as outras. Para ser prático em relação ao problema, pode considerar-se que o dentista pode controlar apenas quatro dos factores, uma vez que a trajetória condilar é fixada pelo doente. Dos quatro, dois podem ser controlados, dois deles (orientação incisal e plano de oclusão) podem ser ligeiramente alterados devido a factores estéticos e fisiológicos. Os factores de trabalho importantes para o dentista manipular são a curva de compensação e a inclinação das cúspides, nas superfícies oclusais dos dentes".

ANÁLISE DAS LEIS DE ARTICULAÇÃO DE HANAU E DO QUINT

CONCEITO TRAPOZZANO:

Um grande exame e análise do trabalho de Flanau foi realizado por Trapozzano, que reviu os cinco factores de Hanau e decidiu que apenas três factores estavam relacionados com a oclusão equilibrada. Eliminou o plano de orientação e a inclinação da curva de compensação.

1) Justificação para a eliminação do plano de orientação:

De acordo com Trapozzano, o posicionamento provisório da parte posterior do plano de orientação é estabelecido tendo em consideração o posicionamento supero-inferior dos dentes posteriores. Esta posição será influenciada pela parte anterior do plano de orientação, previamente estabelecida, e pela decisão do dentista sobre se a crista maxilar ou mandibular deve suportar o maior ou menor grau de ação de torque ou se o torque deve ser mais ou menos igualmente dividido entre as duas cristas.

Se os dentes posteriores mandibulares forem colocados demasiado baixos em relação ao plano previamente estabelecido dos dentes anteriores mandibulares, verificar-se-á que os dentes posteriores maxilares terão de ser consideravelmente rebaixados. Isto pode resultar numa aparência inestética. Ao contrário, a colocação dos dentes mandibulares demasiado altos também pode dar origem a uma aparência inestética. O posicionamento final do plano de orientação posterior pode ser efectuado a qualquer nível, se for desejado espaço entre cristas para satisfazer os requisitos do caso em questão.

Assim, a consideração do plano de orientação como fator para estabelecer as leis da articulação deve ser omitida, uma vez que a sua determinação, na melhor das hipóteses, só pode ser considerada como um fator secundário.

Justificação da eliminação da proeminência da curva de compensação:

Segundo Trapozzano, a inclusão da proeminência da curva de compensação como um fator na formulação da lei da articulação é redundante. Para qualquer paciente, uma vez determinada a angulação da cúspide que produzirá uma oclusão equilibrada, somos automaticamente confrontados com uma curva de compensação, proporcional ao grau de angulação da cúspide utilizado. Assim, o estabelecimento da proeminência da "curva de compensação" é um fator passivo e a sua consideração como fator de formulação das leis da articulação deve ser omitida. Assim, Trapozzano propagou a utilização de outros três factores na obtenção de uma oclusão equilibrada sob a forma de "Tríade de oclusão", como foi referido anteriormente, a inclinação condilar é dada pelo paciente. Assim, a aplicação clínica implica que, quando a orientação condilar é igual a K (K= constante), um aumento da orientação incisal aumenta o ângulo da cúspide progressivamente em direção ao ângulo da guia incisal e uma diminuição do ângulo da guia incisal diminui o ângulo da cúspide progressivamente em direção ao ângulo da guia incisal.

CONCEITO DE BOUCHER

Carl O Boucher analisou a obra de Trapozzano e, ao fazê-lo, expôs os seus próprios conceitos e ideias. Estes podem ser resumidos da seguinte forma:

1) Existem três factores fixos de uma oclusão equilibrada: a orientação do plano oclusal, a orientação incisal e a orientação condilar.

2) A angulação de certas inclinações das cúspides é mais importante do que a altura das cúspides em si.

3) Ao contrário de Trapozzano, Boucher considerou que a curva de compensação é importante, pois ajuda a aumentar a altura efectiva das cúspides sem alterar a forma.

4) Tanto a altura da cúspide como a curva de compensação são meios para resolver os problemas impostos pelo fenómeno de Christensen. São os meios pelos quais o espaço desenvolvido na extremidade posterior das superfícies de oclusão, que resulta do movimento descendente dos côndilos, pode ser fechado por contactos dentários.

5) O plano oclusal deve ser localizado de acordo com a aparência estética e a anatomia dos tecidos moles intra-orais (as almofadas retromolares e a língua), em vez de ser localizado de acordo com a alavanca ou requisitos mecânicos. Boucher discordou de Trapozzano, de que o plano oclusal podia ser localizado a várias alturas para favorecer um rebordo mais fraco e recomendou que o plano fosse orientado exatamente como quando os dentes naturais estavam presentes.

O CONCEITO DE LOTT

Lott estudou o trabalho de Hanau e clarificou as leis da oclusão relacionando-as com a separação posterior que é a resultante dos factores de orientação. Ele enunciou as leis da seguinte forma:

1) Quanto maior for o ângulo da trajetória do côndilo, maior será a separação posterior

2) Quanto maior for o ângulo de sobremordida, maior será a separação na região anterior e na região posterior, independentemente do ângulo da trajetória do côndilo.

3) Quanto maior a separação dos dentes posteriores, maior, ou mais alta, deve ser a curva de compensação.

4) A separação posterior para além da capacidade de uma curva de compensação equilibrar a oclusão requer a introdução do plano de orientação.

5) Quanto maior a separação dos dentes, maior deve ser a altura das cúspides dos dentes posteriores.

CONCEITO DE LEVIN

Os conceitos de Levin são semelhantes aos de Lott, mas ele elimina o plano de orientação. Concorda com Boucher que deve ser colocado na sua posição anatómica correta mas, para todos os efeitos práticos, considera que não pode ser utilizado.

Levin apresentou os quatro factores sob a forma de "Quad". O Quad mostra graficamente como é alcançado o objetivo de obter uma oclusão bilateral equilibrada através do controlo da separação posterior.

QUINTA DE HANAU

Hanau descreveu as leis da articulação através de um diagrama inteligente designado por "Quinto da Articulação" ou "Quinto de Hanau". A quina regista a influência de um fator que rege o estabelecimento de uma articulação equilibrada sobre outro fator, enquanto os restantes factores permanecem inalterados. Cada quinto da quadra representa um fator. A alteração é indicada no centro, fortemente desenhado, por uma seta. Deve entender-se que a direção de cada seta pesada individual caracteriza a mudança do fator indicado na respectiva quinta. Uma seta invertida é um pedido para inverter a mudança.

Desvantagens: No entanto, o Quint de Hanau, apesar de todas as suas vantagens, pode criar confusão, uma vez que mostra os factores condilares e incisais de uma forma que implica que podem ser aumentados ou diminuídos à vontade. Isto não está de acordo com as aplicações práticas numa oclusão equilibrada.

Oclusão anatómica/Articulação anatómica equilibrada

Uma vantagem relatada do esquema oclusal anatómico é que as cúspides penetram melhor num bolo alimentar, exigindo menos força mastigatória e, por conseguinte, diminuindo a tensão vertical no rebordo. Essa vantagem é discutível, pois diferentes estudos laboratoriais produziram resultados conflitantes. A possibilidade de os dentes cúspides estarem dispostos em harmonia com a articulação temporomandibular (ATM) e os músculos da mastigação durante a fala, a deglutição e a mastigação supostamente proporcionará uma oclusão mecânica e fisiologicamente equilibrada, mais estável e, portanto, mais aceitável ao meio bucal. Como se verá mais adiante, esta vantagem é discutível.

Alguns acreditam que a interdigitação dos dentes da prótese resiste à rotação da prótese, encorajando assim um padrão de mastigação mais vertical e uma maior estabilidade da prótese durante o movimento parafuncional. Uma forma deste arranjo também é usada por aqueles que favorecem a orientação do canino em próteses completas.

Desvantagem da oclusão **anatómica**

1. São necessários registos precisos, exactos e reprodutíveis para gerar esta oclusão no articulador, exigindo assim uma técnica mais cuidadosa e demorada. No entanto, não apresenta qualquer problema real nos pacientes com boas cristas e tecido firme. O problema surge nos pacientes com sulcos pobres e tecido resiliente e deslocável, o que torna mais difícil a obtenção de registos exactos.

2. Argumenta-se que a utilização de uma oclusão que funciona contra inclinações gera uma maior força lateral contra os rebordos residuais. Tradicionalmente, tem sido aceite que estas forças laterais são mais destrutivas do que as forças verticais e que podem

acelerar a reabsorção do rebordo residual. Existe alguma literatura que apoia esta crítica.

Em 1966, Swoope e Rydd mostraram que os dentes anatómicos causavam uma maior deformação da base da prótese; interpretaram isto como significando que eram geradas maiores forças laterais contra o rebordo residual. Utilizando modelos mandibulares de resina fotoelástica, Sharry demonstrou que os dentes com cúspide produziam uma maior deformação da resina, o que foi interpretado como uma maior deformação óssea na mandíbula. Uma correlação exata entre esses estudos laboratoriais e a mandíbula humana ainda não foi relatada.

3. A oclusão anatómica é contestada porque, para além de ser tecnicamente mais difícil e mais demorada, os resultados são de curta duração. A prótese permanecerá numa boa posição oclusal até que ocorra uma ligeira reabsorção do rebordo, altura em que a prótese será mais difícil de ajustar e de manter ajustada do que uma prótese com uma oclusão de natureza mais simples.

4. Uma quarta desvantagem da oclusão anatómica é que, embora possa ser utilizada para situações de mordida cruzada e para relações de Classe II e Classe III da mandíbula, as limitações colocadas na posição do dente pela interdigitação apertada das cúspides torna mais difícil a utilização deste esquema oclusal nestes casos, com resultados finais menos aceitáveis; esta crítica parece justificada.

5. Outra crítica à oclusão anatómica é que o equilíbrio oclusal obtido é totalmente mecânico e existe apenas no articulador. É sabido que a maioria dos articuladores utilizados em prótese removível não reproduzem os movimentos exactos da mandíbula e, por isso, não produzem as mesmas áreas de contacto oclusal que existem na boca. A oclusão resultante não é uma duplicação da natureza, mas sim uma aproximação. Seria de esperar que uma técnica mais exacta produzisse contactos suficientemente semelhantes para proporcionar estabilidade e conforto durante a função da prótese. Este argumento, usado particularmente por aqueles que favorecem uma área de contacto oclusal em vez de um ponto de contacto, parece bem fundamentado.

6. Uma sexta crítica é que, embora o elemento anti-rotacional da oclusão anatómica possa ser eficaz no paciente jovem e saudável com boas cristas e mucosa oral saudável (extremidade esquerda do espetro do paciente), não é de todo eficaz no paciente com cristas pobres e mucosa oral friável e pouco saudável. Um paciente que deseja que a

dentição artificial duplique os seus dentes naturais pode representar uma situação comprometedora. Especialmente se ele apresentar uma sobreposição vertical acentuada sem sobreposição horizontal. Esta situação requer curvas íngremes anterior-posterior e lateral para produzir uma oclusão equilibrada. Estas curvas mais acentuadas conduzem a maiores forças de deslocação.

Oclusão semi-anatómica / Articulação equilibrada semi-anatómica

A oclusão semi-anatómica (dentes com uma inclinação de cúspide inferior a 30 graus, para equilíbrio) representa um esforço da escola anatómica para ultrapassar alguns dos problemas e críticas da oclusão anatómica. É um compromisso daqueles que desejam cúspides para estética, eficiência mastigatória e equilíbrio, e ainda assim desejam diminuir o componente de força lateral introduzido nas inclinações das cúspides. Em 1952, Schuyler salientou que a harmonia funcional pode ser alcançada com dentes de cúspide rasa, reduzindo a orientação incisal. As vantagens e desvantagens da oclusão semi-anatómica são basicamente as mesmas que as da oclusão anatómica. A estética é comprometida, até certo ponto, pela diminuição da orientação incisal, mas a vantagem da redução das forças laterais parece fazer com que este compromisso valha a pena.

Sears afirmou que "o próprio Hanau não pretende ser um 100%, é apenas um dos que se esforçam por reunir a verdade real e, ao fazê-lo, procura grãos de verdade em qualquer confusão. Ele certamente tenta fazer melhor do que aqueles com quem tem a oportunidade de aprender, e espera que o próximo colega faça ainda melhor e não pior ".

Contacto da cúspide lingual/ Conceito de cúspide lingualizada

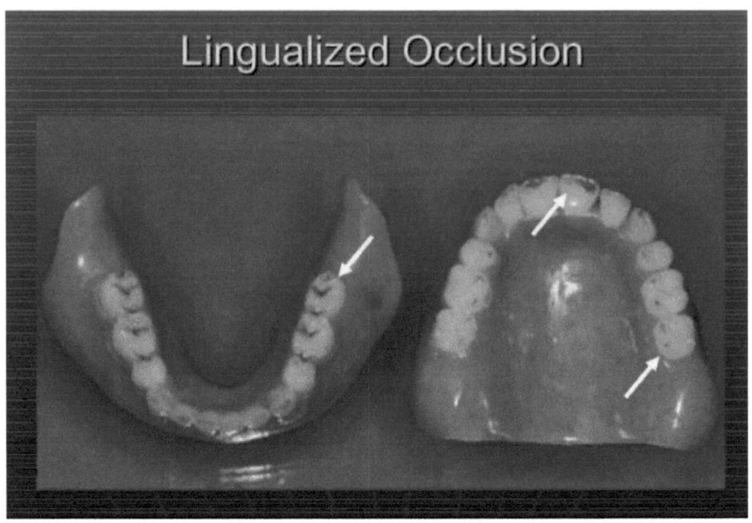

Dos muitos esquemas oclusais que foram apresentados à profissão dentária, o da oclusão lingulizada emergiu como um dos mais populares56. Este esquema oclusal situa-se exatamente no meio do espetro oclusal e é muito importante devido ao grande número de situações diferentes de pacientes para as quais é útil.

Gysi (1890) tinha originalmente descrito um esquema oclusal semelhante à oclusão lingualizada.

Farmer descreveu um esquema similar novamente após 20 anos. O conceito básico de oclusão lingualizada foi sugerido pela primeira vez por S. Howard Payne, em 1941. Earl Found discutiu um conceito oclusal semelhante e usou o termo "lingulizado". Outros autores aludiram a esquemas oclusais semelhantes ao que chamamos de oclusão lingualizada. Por definição, a Oclusão Lingualizada usa as cúspides linguais maxilares como elemento fundamental dominante, ocluindo contra a porção correspondente à cota do dente mandibular.

Os dentes posteriores selecionados para uma oclusão lingualizada diferem consoante se utilize uma disposição equilibrada ou não equilibrada (tipo monoplano). Um esquema equilibrado geralmente envolve um dente maxilar com uma cúspide lingual fortemente pontiaguda para se opor a um dente mandibular com uma mesa oclusal descomplicada, incluindo apenas inclinações rasas. Para a oclusão lingualizada não equilibrada, é selecionado um dente de dentadura mandibular monoplano.

Os dentes de porcelana são frequentemente selecionados na arcada maxilar para manter a nitidez da cúspide lingual; no entanto, com os dentes de prótese de resina reticulada melhorados, isto pode não ser um problema. Foram sugeridos numerosos materiais e desenhos, embora praticamente todos os dentes possam ser utilizados e possam ser personalizados através de retificação selectiva para satisfazer as necessidades do doente.

Indicações para a oclusão lingualizada: ☐

 A oclusão lingualizada pode ser utilizada na maioria das combinações de próteses. É particularmente útil quando o paciente dá grande prioridade à estética, mas um esquema oclusal não anatómico é indicado por condições orais, tais como:

a) Reabsorção alveolar grave

b) Uma relação de mandíbula de classe II ou

c) Tecido de suporte deslocável

Se for utilizado o esquema oclusal não anatómico, a estética na região dos pré-molares fica comprometida com a oclusão lingualizada, o resultado estético é muito melhorado, mantendo as vantagens de um sistema não anatómico. A oclusão lingualizada também pode ser utilizada eficazmente quando uma prótese completa se opõe a uma prótese parcial removível.

Princípios da oclusão lingualizada

1) São utilizados dentes posteriores anatómicos (30 ou 33 graus) para a prótese maxilar. As formas dentárias com cúspides linguais proeminentes são úteis.

2) São usados dentes não anatómicos ou semianatómicos para a prótese mandibular, dependendo se é usado um arranjo não equilibrado ou equilibrado. É utilizada uma forma de cúspide rasa ou plana. Uma mesa oclusal estreita é preferida quando ocorre uma reabsorção grave do rebordo residual.

3) Os dentes de porcelana são frequentemente selecionados na arcada maxilar para manter a nitidez da cúspide lingual; no entanto, com os dentes de dentadura de resina reticulada melhorados, isto pode não ser um problema. Foram sugeridos numerosos materiais e desenhos, embora praticamente todos os dentes possam ser utilizados e

possam ser personalizados através de retificação selectiva para satisfazer as necessidades do doente.

4) As cúspides linguais maxilares devem contactar os dentes mandibulares em oclusão cêntrica. As cúspides vestibulares mandibulares não devem tocar os dentes superiores em oclusão cêntrica, como é habitual na colocação anatómica habitual dos dentes. É útil rodar ligeiramente os dentes posteriores do maxilar para permitir uma ligeira folga das cúspides vestibulares na posição de trabalho e reduzir a necessidade de um ranger extremo.

3) Contactos dentários para equilibrar uma oclusão lingualizada:

i) Lado de trabalho: As cúspides linguais maxilares sobem a inclinação vestibular das cúspides linguais mandibulares numa direção diagonal.

ii) Lado de equilíbrio: As cúspides linguais maxilares sobem a inclinação lingual das cúspides vestibulares.

iii) Protrusivo: Deve estar presente pelo menos um contacto em cada lado da arcada, posteriormente. De preferência na região do segundo molar, um contacto anteriormente. Idealmente, o segundo molar superior deve subir as inclinações distais dos segundos molares inferiores com uma elevação suficiente para evitar o contacto anterior traumático. Os dentes anteriores devem apenas entrar em contacto na excursão protrusiva. Se houver contacto anterior prematuro e a elevação da cúspide posterior não puder ser modificada, está indicado o desgaste seletivo dos dentes anteriores mandibulares.

Existe um compromisso inerente ao estabelecimento de um equilíbrio protrusivo em alguns casos devido a considerações estéticas. Se for fornecido um pequeno trespasse horizontal e a estética ditar um trespasse vertical pronunciado, então pode ser necessário negar o equilíbrio protrusivo.

6) Oclusão não anatómica (plana):

A oclusão não anatómica (plana) minimiza a transmissão de força lateral para o rebordo residual. As indicações para a sua utilização são: cristas planas, cristas em gume de faca, quando existe um grande espaço entre cristas, um padrão de mastigação do tipo "milling" que manifesta movimentos de excursão amplos e coordenação muscular comprometida.

Vantagens da oclusão lingualizada:

1. Inquestionavelmente, a maior vantagem do conceito de oclusão lingualizada é a estética. O uso de dentes posteriores com cúspide proporciona uma vantagem estética definitiva, especialmente se for usada uma oclusão equilibrada que permita alguma sobreposição incisal, mesmo que seja superficial.

2. No esquema de oclusão lingualizada, as cúspides têm melhor poder de penetração e, portanto, podem diminuir as forças verticais colocadas nas cristas residuais. É de salientar que a mastigação com esta forma de oclusão é tanto do tipo segurar e triturar, como do tipo cisalhar, que é exercida com a oclusão anatómica equilibrada.

3. Este esquema oclusal é uma técnica simples. Requer registos menos precisos do que a oclusão totalmente equilibrada e é semelhante em termos de requisitos aos dentes não anatómicos colocados numa curva, embora não seja tão simples como a oclusão neutrocêntrica. Este esquema de oclusão pode ser usado mesmo em casos em que são usados dentes anatómicos e em muitas situações em que são usados dentes não anatómicos. É utilizável em próteses de transição onde as cúspides maxilares se articulam contra blocos acrílicos inferiores, bem como em muitas outras situações.

4. Com a oclusão lingualizada, é conferida estabilidade adicional à prótese durante os movimentos parafuncionais quando é utilizada uma oclusão equilibrada.

5. Outra vantagem da oclusão lingualizada pode ser a redução das forças laterais dirigidas contra as cristas. Estas forças podem ser reduzidas a um nível inferior até mesmo àquelas produzidas por esquemas não anatómicos, porque não só foram eliminadas as inclinações acentuadas, mas também as superfícies de contacto grandes e planas, em favor de uma única cúspide contra uma superfície relativamente plana.

A penetração mais fácil produzida por este esquema oclusal pode reduzir o componente de mastigação lateral. No entanto, como mencionado anteriormente, embora as forças laterais tenham sido reduzidas, elas ainda existem.

6. Outra vantagem da oclusão lingualizada é que é mais fácil de ajustar do que a oclusão anatómica totalmente equilibrada, embora não seja tão fácil como os esquemas oclusais não anatómicos.

7. A oclusão lingualizada proporciona uma área de fecho. Esta área permite uma acomodação mais fácil a alterações imprevisíveis do assento basal.

8. A oclusão lingualizada pode ser usada em situações de classe II, classe III e mordida cruzada. Embora não seja tão flexível como os esquemas oclusais não anatómicos, a oclusão lingualizada pode ser concebida utilizando as cúspides superiores ou inferiores, vestibulares ou linguais, como elemento funcional.

9. Outra vantagem da oclusão lingualizada é o facto de ser um conceito compatível com os princípios fundamentais da oclusão neutrocêntrica. Satisfará aqueles que acreditam na centralização de forças, pois o uso de cúspides linguais maxilares contribui para esse efeito. A redução e a eliminação das inclinações contribuem muito para a neutralização das forças laterais. A maior força da oclusão lingualizada é que ela parece incorporar muitas das vantagens, mas poucas das desvantagens de outros esquemas oclusais.

Conceito oclusal linear

Este esquema oclusal foi proposto pela primeira vez por Frush (1966). Gorans (1974) descreveu este conceito em pormenor. Este conceito conseguiu um compromisso relativo entre a seleção de dentes anatómicos e não anatómicos. O conceito defende uma linha reta de pontos ou contactos em gume de faca nos dentes artificiais de uma arcada que ocluem com dentes planos não anatómicos na arcada oposta, reduzindo assim as forças oclusais desfavoráveis e simplificando os ajustes oclusais nas próteses completas. A oclusão linear é a disposição oclusal dos dentes artificiais, vista no plano horizontal, em que as superfícies mastigatórias dos dentes artificiais posteriores da mandíbula têm uma articulação reta, longa e estreita com os dentes monoplanos opostos.

Fundamentação :

Numa oclusão do tipo cúspide, qualquer movimento mandibular excêntrico resulta num componente lateral significativo de força para as bases da prótese. Uma oclusão não anatómica (plano), por outro lado, elimina a maioria dos componentes laterais. No entanto, devido à largura da mesa oclusal e porque os contactos se deslocam na mesa oclusal durante os movimentos mandibulares, há uma mudança na direção das forças aplicadas à base da prótese. A resistência friccional dos contactos vestibulares e linguais contribui provavelmente para movimentos adicionais da base da prótese.

Uma linha de contactos oclusais numa arcada dentária, opondo-se a uma mesa oclusal plana na outra arcada dentária, tem o potencial de criar o] menor componente lateral de força contra as bases da prótese. Uma vez que a área de contacto é mínima, a resistência faccional é reduzida. Além disso, na arcada dentária com a linha de contactos oclusais, não há mudança na localização do contacto durante os movimentos laterais. Por conseguinte, a direção da força nessa arcada dentária permanece relativamente constante. Uma vez que as forças desfavoráveis dos contactos oclusais ocorrem frequentemente noutros momentos que não durante a mastigação, a abordagem de contacto linear parece reduzir essas forças desfavoráveis.

2) Localização da linha de contactos oclusais:

A localização da crista linear dos contactos oclusais pode ser em qualquer arcada dentária, dependendo dos factores de estabilidade e estética da prótese.

i) Estabilização da prótese mandibular:

Com a crista de contactos oclusais localizada na arcada mandibular, as forças oclusais em qualquer posição da mandíbula serão aplicadas à prótese mandibular no mesmo ponto: O resultado será uma maior estabilidade para a prótese mandibular. Uma vez que as próteses mandibulares são quase sempre menos estáveis do que as próteses maxilares, a crista linear é normalmente colocada na crista inferior. Se, por alguma razão, a prótese maxilar necessitar de mais estabilização, a linha de contactos oclusais será colocada na prótese maxilar.

ii) Estética:

Os primeiros pré-molares maxilares não anatómicos podem normalmente ser contornados de forma anatómica e esteticamente agradável. No entanto, em casos raros em que a estética dos dentes posteriores maxilares é um fator preponderante, a linha de contactos oclusais é desenvolvida utilizando dentes posteriores maxilares anatómicos para ocluir com dentes mandibulares não anatómicos. A melhor forma de conseguir a linha de contactos oclusais na arcada maxilar é colocar as cúspides linguais em linha reta e remover as cúspides vestibulares do contacto.

3) Combinação de formas oclusais utilizadas para a oclusão linear:

São os seguintes: :

i) Dentes de porcelana maxilares não anatómicos opostos a dentes lineares de porcelana mandibulares: Esta combinação é a que apresenta menor desgaste. Por conseguinte, é recomendada para pacientes jovens e saudáveis, com boas cristas residuais e para pacientes com espaço interarcos adequado para os dentes de porcelana. Uma oclusão de porcelana com porcelana geralmente apresenta desarmonias oclusais mais cedo do que uma oclusão formada com outros materiais, porque a porcelana não se desgasta suficientemente rápido para acompanhar as alterações das cristas residuais.

ii) Dentes plásticos maxilares não anatómicos opostos a dentes plásticos lineares mandibulares (modificados): A principal desvantagem desta combinação é a suscetibilidade dos dentes ao desgaste. medida que o desgaste ocorre e a linha de contactos oclusais se torna mais larga, a oclusão muda gradualmente de uma oclusão do tipo linear para uma oclusão do tipo plano. Esta combinação é normalmente contra-indicada para pacientes com grande desgaste oclusal (bruxismo e dietas abrasivas) e para pacientes jovens com boas cristas. No entanto, a utilização de todos os dentes posteriores de plástico pode ser vantajosa para os doentes com cristas residuais muito reabsorvidas e função muscular deficiente e que necessitam de uma prótese de tratamento devido à rápida deterioração ou alteração das cristas. Além disso, esta combinação é a mais fácil de fabricar e ajustar.

Os dentes posteriores do bloco maxilar são modificados para uma superfície plana, esfregando-os contra papel abrasivo. As cristas marginais e as cúspides linguais dos dentes posteriores do bloco mandibular são reduzidas com um disco abrasivo, de modo a que os contactos oclusais sejam feitos ao longo da linha das cúspides vestibulares.

iii) Dentes plásticos maxilares não anatómicos modificados em oposição a dentes lineares mandibulares de porcelana: Os dentes desta combinação devem desgastar-se menos do que os das combinações totalmente em plástico. Os dentes de porcelana desgastar-se-ão muito pouco para manter uma oclusão linear maior do que os dentes de plástico. Esta combinação é mais auto-ajustável à medida que ocorrem alterações na boca, em comparação com os dentes posteriores de porcelana. À medida que os dentes posteriores maxilares se desgastam, pode ser necessário remodelar as superfícies oclusais para evitar o desenvolvimento de uma oclusão plana.

iv) Dentes maxilares de porcelana anatómicos em oposição a dentes mandibulares de plástico não anatómicos: Quando a estética é uma consideração preponderante, desenvolve-se uma linha de contacto entre as cúspides linguais dos dentes maxilares de porcelana e o centro dos dentes plásticos mandibulares não anatómicos. Isto pode ser feito através do alisamento ou trituração das cúspides vestibulares dos dentes superiores anatómicos. As cúspides linguais dos dentes superiores formam os pontos de penetração dos alimentos, e todas as faces oclusais formam as superfícies de esmagamento.

4) Posicionamento dos dentes para uma oclusão linear :

Os seguintes princípios devem ser seguidos para o conceito linear: Os dentes anteriores são dispostos sem sobreposição vertical para evitar a interferência nos movimentos mandibulares laterais e retrotrusivos. Uma sobreposição vertical é aceitável quando a sobreposição horizontal é suficiente para impedir a interferência dos dentes anteriores opostos.

1. Os incisivos mandibulares estabelecem a extremidade anterior do plano oclusal. O ponto de referência posterior é normalmente o terço superior da almofada retromolar. O plano oclusal é mantido tão alto posteriormente quanto possível para ajudar a desenvolver contactos de equilíbrio protrusivos com um plano de oclusão plano.

2. Os dentes posteriores inferiores são colocados primeiro e centrados sobre a crista do rebordo residual. A linha vestibular de contactos deve ser colocada numa linha reta ântero-posteriormente e a parte lingual é posicionada aproximadamente 0,5 mm abaixo de um plano que contacta as linhas direita e esquerda.

As superfícies oclusais planas dos dentes posteriores maxilares devem ser paralelas a um plano horizontal da arcada transversal.

CONCEITO MONOPLANO DE OCLUSÃO

Este conceito tem sido ensinado e usado extensivamente desde a introdução de formas dentárias não anatómicas. Sears (1949) introduziu-o com um dente de equilíbrio ou rampa na parte distal da arcada inferior, que entra em contacto apenas em excursões excêntricas. De Van (1954) utilizou e ensinou os mesmos princípios, mas sem a rampa de balanceamento. Nos últimos anos, a profissão dentária tem reconhecido cada vez mais a superioridade dos dentes de grau zero para as dentaduras. Young escreveu em 1949. "A necessidade de saúde contínua e preservação dos tecidos orais coloca as quintas dentárias anatómicas na porta de saída, prontas para serem empurradas para fora." O conceito monoplano de oclusão utiliza dentes de grau zero para a construção de próteses e emprega uma técnica relativamente simples para a disposição dos dentes.

Técnica de oclusão do monoplano :

1. Todos os princípios fundamentais para o sucesso da construção de próteses completas são realizados de acordo com os métodos tradicionais até que as relações dos maxilares sejam registadas.

2. O primeiro desvio em relação à técnica tradicional diz respeito ao articulador, uma vez que este necessita da maioria destes requisitos: deve acomodar moldes de grandes dimensões; não deve oscilar nem mostrar movimento; deve possuir um pino guia incisal. Uma dobradiça de porta de celeiro satisfaz plenamente estas especificações, embora seja, reconhecidamente, menos cómoda de utilizar do que alguns outros modelos simples. Apenas é necessária uma estrutura de oclusão. A forma como os moldes são relacionados com o eixo da dobradiça do articulador não é importante, se a dimensão vertical nunca for alterada no articulador sem que seja feito um novo registo cêntrico.

3. Os dentes anteriores superiores e inferiores estão melhor dispostos sem sobreposição vertical. Os dentes anteriores superiores são dispostos de acordo com a aparência. O bordo incisal dos dentes anteriores inferiores é colocado no mesmo plano horizontal, resultando numa sobreposição vertical de 0 mm. Na posição protrusiva da mandíbula, na relação borda a borda, é feito um ligeiro contacto, mas não deve haver bloqueio ou interferência.

4. A quantidade de sobreposição horizontal é determinada pela relação dos maxilares; alguns mms é a média para a má oclusão de classe I. O intervalo pode ser de 0 mm (borda a borda) para uma má oclusão grave de classe III até 12 mm para uma má oclusão extrema de classe II. A sobreposição vertical para fins estéticos pode ser utilizada, desde que seja incluída uma sobreposição horizontal adequada para proteção contra interferências, dentro do intervalo funcional.

5. Agora, o plano oclusal é determinado pela ligação de dois pontos no espaço. O ponto anterior é representado pelo bordo incisal dos caninos. O ponto posterior é determinado por 3 factores:

i) Deve resultar num plano oclusal que divida uniformemente o espaço entre as cristas superior e inferior,

ii) Deve proporcionar um plano oclusal que seja paralelo ao plano médio da base.

iii) O plano oclusal deve situar-se na junção dos terços superior e médio das almofadas retromolares.

Normalmente, é possível encontrar uma relação harmoniosa entre estes factores; caso contrário, o fator dominante é a relação do plano oclusal com a almofada retromolar.

6. Após o arco dos dentes anteriores, o operador inexperiente pode achar útil formar o plano oclusal com aros de cera na base inferior que se estende desde o lado distal dos caninos até às almofadas retromolares.

7. Estes rebordos devem ser ligeiramente mais largos do que o dente molar e devem ser planos por vestibular. Nesta altura, podem ser traçadas linhas nas superfícies oclusais dos aros de cera que se estendem desde os bordos distoincisais dos caninos até pontos no molde, imediatamente atrás dos centros vestibulares das almofadas retromolares.

8. Os pré-molares superiores e os primeiros molares são então colocados na base superior de modo a que os seus sulcos centrais coincidam com a linha do bordo de cera. Esta é uma posição provisória vestibulolingual para estes dentes, e pode ser alterada após a colocação dos dentes posteriores inferiores. Esta é uma posição provisória vestibulolingual para estes dentes, e pode ser alterada depois que os dentes posteriores inferiores forem arranjados. A borda de cera é removida e os dentes inferiores são ajustados para ocluir com os dentes superiores. A relação anterior posterior de um dente mandibular com o seu antagonista não é crítica. Os dentes inferiores são colocados bucolingualmente de modo a que os sulcos centrais formem uma linha reta que coincide com a linha imaginária do ângulo distoincisal do canino até ao centro bucolingual da almofada retromolar. O segundo molar inferior é colocado da mesma forma, com a sua superfície oclusal no plano oclusal.

9. Normalmente, o segundo molar inferior será colocado na área de inclinação do molar, por vezes chamada "skid row". Neste caso, a superfície oclusal do segundo molar superior seria colocada paralelamente à superfície oclusal do segundo molar inferior, mas 2 mm acima do plano oclusal, portanto bem fora da oclusão.

10. O overjet vestibular não é considerado quando os dentes inferiores estão a ser colocados; é avaliado mais tarde. Se o overjet for insuficiente para proteger contra a mordedura de controlo, os dentes posteriores superiores são movidos mais para a face vestibular. Esta disposição favorece a dentadura inferior em detrimento da superior. Os dentes inferiores estão sempre diretamente sobre a crista da crista inferior e os dentes superiores estão geralmente para o lado vestibular da crista superior. Esta condição é bem tolerada devido à maior retenção da dentadura superior. Em casos extremos, deve ser utilizada a mordida cruzada.

Este esquema oclusal leva a uma centralização das forças oclusais em grande medida, colocando o dente molar no centro da área de suporte da crista inferior. Isto resulta numa maior estabilidade da prótese inferior.

O objetivo principal dos dentes anteriores é produzir uma aparência desejada. Os primeiros e segundos pré-molares e os primeiros molares mastigam e os segundos molares são apenas preenchimentos de espaço e não funcionam. No entanto, sem eles, muitas dentaduras têm um aspeto vazio nessa região. Eles podem ser omitidos sempre que o espaço for um problema.

Vantagens da oeclusão em monoplano :

Os dentes posteriores de grau zero oferecem as seguintes vantagens:

1. São mais adaptáveis a relações maxilares invulgares, como as más oclusões de classe II e de classe III.

2. São utilizados mais facilmente quando as variações na largura dos maxilares superior e inferior indicam uma configuração de mordida cruzada.

3. Os dentes de grau zero dão ao paciente uma sensação de liberdade porque não bloqueiam a mandíbula numa única posição.

4. Eliminam as forças horizontais que podem ser mais prejudiciais do que as forças verticais.

5. Uma vez que estes dentes ocluem em mais do que uma relação, o debate sobre se a relação cêntrica é um ponto ou uma área não precisa de preocupar o profissional.

6. A técnica utilizada é simplificada e menos morosa e permite um maior conforto e eficácia durante um período mais longo.

7. Estes dentes adaptam-se melhor às inevitáveis alterações negativas da altura do rebordo que ocorrem com o envelhecimento.

Este conceito, com as suas vantagens definitivas, deixa para trás os procedimentos de prótese complexos, associados a articuladores altamente ajustáveis que gozavam de popularidade no passado.

CONCEITO NEUTROCÊNTRICO

A oclusão neutrocêntrica situa-se no extremo direito do espetro oclusal e é exatamente o oposto da oclusão anatómica, tendo sido desenvolvida por De Van: Ele acreditava que a popularidade dos dentes anatómicos e da oclusão equilibrada se devia ao facto de os primeiros profissionais não terem reconhecido ou compreendido as diferenças entre o suporte dos dentes naturais e o suporte da dentição artificial. Considerou que não existia literatura suficiente para fundamentar a utilização de cúspides e a oclusão equilibrada, mas que a eliminação das cúspides sem neutralizar outros factores oclusais era igualmente perigosa. Afirmou também que os dentes deveriam ser colocados onde crescessem, desde que a lei mecânica não fosse violada.

Esta escola de pensamento, mais mecanicamente orientada, procurou melhorar a estabilidade da prótese, tirando o máximo partido dos aspectos mecânicos da construção da prótese. No entanto, um ideal dos dentes naturais é uma raridade. Por exemplo, os dentes extruídos, migrados e inclinados e a sobreposição vertical acentuada com pouca sobreposição horizontal produzem situações que não são toleradas na prótese completa e que têm de ser corrigidas, mesmo que a estética tenha de ser comprometida em prol da mecânica.

Devan cunhou o termo "neutrocêntrico", que engloba dois objectivos fundamentais.

1) neutralização das inclinações e

2) centralização das forças oclusais que actuam sobre a base da prótese.

O conceito neutrocêntrico não deve ser identificado com o dos defensores dos dentes não anatómicos, que simplesmente dispensam a cúspide. A experiência tem mostrado que é perigoso descartar as cúspides sem neutralizar outros factores de articulação, ou seja, a orientação do plano oclusal. Curva de compensação e orientação incisal.

Estes factores dizem respeito às inclinações da disposição dos dentes, enquanto as cúspides estão relacionadas com as inclinações da forma. Há apenas um fator de articulação que não pode ser neutralizado, mas que felizmente pode ser contornado por um plano que envolva o conceito neutrocêntrico. Se o paciente puder ser persuadido a evitar incisões com dentes artificiais, não há necessidade de se preocupar com a inclinação sagital do côndilo. Quando a incisão é evitada e não existe nenhuma projeção acima ou abaixo do piane oclusal, a inclinação condilar no articulador pode ser definida como zero).

Os factores dentários utilizados devem desviar-se dos factores dentários naturais, sempre que esse desvio aumente a estabilidade. Os cinco factores envolvidos na relação dos dentes com a base da prótese são a posição, a proporção, a inclinação, a forma e o número.

1) Posição: De Van posicionou os dentes posteriores sobre a crista residual posterior, tanto quanto a língua permitia, para que as forças fossem perpendiculares à área de suporte. Ele achava que este era o fator mais importante, e que os "contactos fora da crista" para fins de equilíbrio criavam mais problemas do que resolviam. Esta ideia parecia receber algum apoio de Kapur, que descobriu que a posição bucolingual mais eficaz era sobre a crista da crista, satisfazendo as leis da estática, e que outras localizações eram prejudiciais para a eficiência mastigatória.

2) Proporção: De Van reduziu a largura do dente em 40% para corrigir a proporção do dente. Este estreitamento supostamente reduziu o stress vertical na crista ao estreitar a mesa oclusal. Além disso, o stress horizontal foi reduzido porque a fricção entre as superfícies opostas foi diminuída. As forças foram centralizadas sem invadir o espaço da língua.

3) Inclinação: A inclinação é sinónimo de inclinação ou tilt. A inclinação do dente foi corrigida colocando o plano oclusal paralelo às cristas subjacentes e a meio caminho entre elas. Esse posicionamento direcionou as forças perpendicularmente ao plano médio da base óssea. Não houve curva compensatória e não houve orientação incisal, os pacientes foram instruídos a não incisar ou protruir.

4) Forma: A forma dos dentes foi corrigida através da utilização de dentes planos sem inclinações deflectoras.

Esta disposição reduziu as forças laterais destrutivas e ajudou a manter as forças mastigatórias perpendiculares ao suporte. Todos os contactos estavam num único plano, sem projecções acima ou abaixo do plano para interferir com o movimento mandibular.

5) Número: Os dentes posteriores foram reduzidos em número de oito para seis. Isto diminuiu a magnitude da força oclusal e centralizou-a na área do segundo pré-molar e do primeiro molar. A inclinação do molar inferior foi evitada, mantendo-se os dentes à sua frente. Não se deve hesitar em reduzir o número de dentes, pois esta é agora a tendência evolutiva, de acordo com Krogman; o antropólogo, a fórmula dentária humana de 2-1-2-3 está a evoluir para a fórmula 1-1-1-2.

De acordo com o conceito de oclusão neutrocêntrica, a estabilização de próteses artificiais requer um desvio dos factores anatómicos do dente. Os factores naturais do dente devem ser modificados como:

a. Para reduzir a magnitude da força mastigatória,

b. Centralizar melhor estas forças,

c. Dirigir estes factores de forma mais perpendicular ao plano médio da fundação óssea.

As alterações em relação aos factores dos dentes naturais são as seguintes

1) A posição é centralizada,

2) A proporção é reduzida,

3) A inclinação é feita paralelamente aos planos de base fundadores,

4) A forma do dente é sem cúspide,

5) O número de dentes é reduzido,

Estas alterações justificam-se devido às diferenças entre os dentes naturais e artificiais em termos de espessura, rigidez e localização das membranas adesivas.

Vantagens da oclusão neutrocêntrica:

1. Esta técnica é simples e requer registos menos precisos. Por conseguinte, é ideal para um doente nos extremos direitos do espetro de doentes em que pode ser difícil ou impossível efetuar registos precisos, que possam ser duplicados.

2. A eliminação das inclinações permite reduzir as forças laterais, que são muito destrutivas para as cristas residuais.

3. Uma vez que a técnica neutrocêntrica proporciona uma área de fecho e não bloqueia a mandíbula numa única posição, o doente geriátrico com destreza oral limitada é um candidato ideal. Além disso, a discrepância da oclusão cêntrica e da relação cêntrica introduzida pela colocação da prótese tenderia a ser menos destrutiva devido à natureza desbloqueada da oclusão.

4. Outra vantagem é que a oclusão neutrocêntrica é especialmente boa para a classe II (retrognática); e classe III.

5. O último argumento a favor da oclusão neutrocêntrica é simplesmente o facto de que, se for boa no doente com cristas fracas, será ainda melhor no doente com cristas boas.

Desvantagens da oclusão neutrocêntrica:

1) A maior crítica a este esquema oclusal é o facto de ser o menos estético dos cinco esquemas básicos. O facto de não haver sobreposição incisal e de não haver cúspides posteriores torna esta afirmação certamente verdadeira.

2) Uma forte crítica à oclusão neutrocêntrica é o facto de a deslocação dos dentes para a língua e a alteração da sua posição vertical poderem não ser compatíveis com a função da língua, dos lábios e do tato.

3) Outra desvantagem da oclusão neutrocêntrica é que a sua natureza plana prejudica a mastigação devido à fraca penetração do bolo alimentar.

4) Em casos graves de classe II, estes doentes tendem a manter os maxilares para a frente e a funcionar para a frente da relação cêntrica. Continuam a fazer isto, independentemente dos esforços do dentista para educar o doente. O resultado é a desoclusão dos dentes posteriores, devido ao fenómeno de Christensen e à dor contínua na área anterior da boca, porque as forças não estão a ser colocadas perpendicularmente às suas áreas de suporte.

5) Outra crítica sobre a oclusão neutrocêntrica é que este tipo de oclusão plana não pode ser equilibrada e a falta de altura das cúspides encoraja um componente lateral para o ciclo mastigatório, o que pode levar ao bruxismo, dor nas cristas e possíveis problemas na ATM. Infelizmente, muitos dos pacientes nos quais a oclusão neutrocêntrica é indicada têm uma consciência oral tão pobre que não reconheceriam um caminho de fechamento mais definido, mesmo que tivessem um.

DENTES POSTERIORES ARTIFICIAIS

TIPOS:

1. História do desenvolvimento da forma do dente posterior.

   i) Dentes anatómicos de 33 graus

   ii) Dentes anatómicos modificados entre 30 graus e 0 graus.

   iii) Dentes sem cúspide não anatómicos ou de 0 grau.

2. Dentes anatómicos versus não anatómicos

   i) Dentes anatómicos

      a) Vantagens

      b) Desvantagens

   ii) Dentes não anatómicos

      a) Vantagens

      b) Desvantagens

3. Seleção de formas de dentes posteriores

   i) forma oclusal

   ii) tamanho dos dentes posteriores

   iii) cor dos dentes posteriores

   iv) seleção do material para dentes artificiais

   v) idade do paciente e coordenação neuromuscular

   vi) relações maxilomandibulares

   vii) preferência dos doentes

Muitos tipos de dentes posteriores foram projectados para satisfazer as necessidades de várias filosofias de oclusão da dentadura completa. Alguns deles receberam o nome dos seus desenhadores, que falaram sobre as vantagens de um determinado desenho da superfície oclusal. Todos estes dentes podem ser divididos em dois*grupos principais: os anatómicos e os não anatómicos.

TIPOS DE DENTES POSTERIORES :

Um dente anatómico é aquele que foi concebido para simular a forma natural do dente. Tem alturas de cúspide de vários graus de inclinação que irão intercuspir com um dente oposto de forma anatómica. O dente anatómico padrão tem inclinações de aproximadamente 33 graus ou mais e assemelha-se um pouco aos dentes naturais. Pode ser modificado por retificação para ajustar o ângulo de inclinação da cúspide ou pode ser adquirido numa forma anatómica modificada.

Quando a inclinação da cúspide é menos acentuada do que a do dente anatómico convencional de 33^0 , pode ser classificado como um dente modificado ou semianatómico. Estas formas ainda se parecem um pouco com os dentes naturais, mas têm caraterísticas modificadas para eliminar os problemas do dente puramente anatómico. No entanto, desde que haja alturas de cúspide que possam interdigitar com um dente oposto, pode ser considerado basicamente anatómico e irá articular-se em três dimensões.

Um dente não anatómico é essencialmente plano e não tem altura de cúspide para interdigitar (intercuspir) com um dente oposto. A superfície oclusal é composta por vários desenhos de planos planos e sulcos para aumentar o seu efeito de trituração dos alimentos. Os dentes não anatómicos articulam-se sobre uma superfície essencialmente plana em apenas duas dimensões.

HISTÓRIA DO DESENVOLVIMENTO DA FORMA DO DENTE POSTERIOR

A história inicial do primeiro dente artificial é obscura, mas sabe-se que há centenas de anos os dentes eram esculpidos em pedra, madeira, marfim e metal. Os dentes humanos também eram utilizados nas primeiras próteses. Pouca atenção era dada às superfícies de articulação e não era feita qualquer discriminação entre dentes superiores e inferiores ou entre dentes direitos e esquerdos. A procura de um dente artificial ideal que proporcionasse a máxima estabilidade da prótese e eficiência mastigatória e que, ao mesmo tempo, proporcionasse uma estética e qualidades de utilização aceitáveis, tem-se prolongado durante vários séculos. A controvérsia e a confusão ainda persistem na seleção de dentes com ou sem cúspide como desejáveis para pacientes edêntulos.

1) DENTES ANATÓMICOS DE 33 GRAUS OU MAIS

Até 1913, os dentes artificiais posteriores tinham apenas uma forma aproximadamente anatómica. De acordo com Gysi, eles eram "não anatómicos, não tinham interdigitação de cúspides definida e podiam ser colocados de uma forma ou de outra "67' 68. A abordagem sistemática para a conceção de uma forma de dentes posteriores baseada na articulação anatómica surgiu no início do século XX. Os historiadores atribuem ao Dr. Alfred Gysi, da Suíça, o mérito de ter concebido o primeiro dente anatómico de porcelana a funcionar harmoniosamente com as guias incisais e condilares. Ele estudou numerosas dentições naturais e concluiu que estes factores de orientação presentes na maioria das pessoas ditavam que um dente posterior anatómico deveria ter um ângulo de cúspide de 33°. Este dente foi comercializado pela Dentist Supply Company em 1914 e assemelhava-se muito a dentes naturais não polidos. Tinham cristas transversais e destinavam-se a uma interdigitação apertada numa oclusão de classe I de Angle. Estes dentes, chamados "Trubyte", eram muito populares e dominaram o mercado durante os vinte e cinco anos seguintes, com poucos desafios bem sucedidos. Em 1932, Pilkington e Turner patentearam uma nova forma anatómica de dente posterior com uma cúspide ligeiramente mais rasa de 30°, mas muito semelhante às formas oclusais naturais. Esses entalhes foram supostamente obtidos matematicamente. Estes dentes posteriores destinavam-se a proporcionar um pequeno grau de liberdade em excursões protrusivas, mas ainda estavam firmemente interligados em excursões laterais.

2) Dentes Aanatómicos Modificados entre 30- graus e 0- graus

Durante anos, tem sido objeto de controvérsia a razão pela qual os dentes posteriores artificiais devem assemelhar-se aos dentes naturais. A controvérsia começou provavelmente pela resistência dos fabricantes devido aos custos de introdução de novas esculturas.

Gysi reconheceu que os seus dentes anatómicos não satisfaziam todas as relações de crista e, em 1927, concebeu um posterior modificado "Cross bite", que se afastava definitivamente do posterior anatómico 33^0 quase universalmente aceite. As superfícies oclusais de todos os dentes posteriores foram reduzidas. Gysi descreveu uma ação de "almofariz e pilão" deste esquema oclusal. O primeiro desvio radical do posterior anatómico foi feito por Victor Sears70 em 1928, quando desenhou o dente "Channel". As superfícies oclusais maxilares consistiam de um canal profundo que percorria mesiodistalmente toda a extensão dos quatro dentes posteriores. Os posteriores inferiores eram constituídos por uma única crista central, que percorria ininterruptamente toda a extensão da mesa oclusal e se articulava com o canal central dos dentes superiores. O seu objetivo era proporcionar uma mastigação eficiente e eliminar o deslocamento das próteses causado pelas formas anatómicas.

Este desvio inovador das formas oclusais contemporâneas criou uma grande controvérsia e desencadeou uma tendência para alterar as formas oclusais com vista à eficiência mastigatória, ao equilíbrio ou à redução do impulso.

Em 1930, os irmãos Avery introduziram outra forma modificada, o oposto de sears, chamada de "técnica de mordida em tesoura". A oclusão destes dentes em tesoura foi concebida para cortar os alimentos em excursões laterais.

Em 1935, French desenhou um dente severamente modificado. O dente maxilar era semelhante ao de Sear, pois tinha um sulco central que corria mesiodistalmente, mas com inclinações vestibulares muito rasas para reduzir o impulso lateral. Os dentes mandibulares tinham uma mesa de alimentação mesiodistal estreita movida para a lingual da superfície oclusal e uma inclinação vestibular que era suboclusal. Afirmou que este desenho colocava as forças oclusais axiais por lingual, o que favorecia a estabilidade da prótese inferior. Este desenho foi amplamente aceite e utilizado durante muitos anos.

Me Grane, em 1936, comercializou um dente que ele chamou de dente posterior curvo. Estes foram concebidos para bloquear antero-posteriormente e ficarem livres lateralmente num arco correspondente a um raio arbitrário de cada eixo de rotação vertical dos côndilos direito e esquerdo. O objetivo era cortar os alimentos em harmonia com a orientação lateral do côndilo do ângulo de Bennett.

O esquema de Max Pleasure, proposto em 1937, consistia em modificar as superfícies oclusais dos dentes posteriores inferiores para uma curva inversa, inclinando o dente para vestibular. Isto não proporcionava contactos de equilíbrio nas excursões laterais ou protrusivas. Este esquema foi posteriormente modificado para proporcionar contactos de equilíbrio. A curva inversa foi definida no pré-molar, com uma superfície oclusal plana no primeiro molar e uma inclinação lingual da curva de Monson no segundo molar para equilíbrio. A curva inversa é criada para direcionar as forças de oclusão para lingual, de modo a favorecer a estabilidade da prótese inferior, mantendo ao mesmo tempo um contacto de equilíbrio no segundo molar.

Em 1941, S.H. Payne descreveu a modificação do conjunto de dentes anatómicos para um conceito de "oclusão lingualizada". Ele atribui a Farmer a origem desse esquema em seu consultório particular e no ensino. Farmer a origem desse esquema em seu consultório particular e no ensino, mas como já foi relatado, esse conceito básico não era inteiramente novo, Gysi o introduziu 20 anos antes. O conceito de oclusão lingualizada foi relatado por Pound e Murrell.

John Vincent, em 1942, introduziu uma mudança nos materiais, usando inserções de metal em dentes posteriores de resina. Diz-se que a ideia teve origem em Blanchard, mas não há registo de nenhuma publicação oficial de nenhum dos dois. Estas inserções eram originalmente de fio de solda de ouro e mais tarde de fio de aço inoxidável, eram círculos de metal que sobressaíam do terço médio das superfícies oclusais posteriores do maxilar com taças vestibulares e linguais pouco profundas que sobressaíam para além das inserções de metal. Estes dentes foram colocados em oposição aos posteriores mandibulares de French.

Sosin, em 1961, substituiu o segundo bicúspide superior e o primeiro e segundo molares por formas de vitálio em forma de fenda, chamadas "lâminas cruzadas" de tamanho ligeiramente menor. Levin, em 1977, modificou o esquema de Sosin, reduzindo o tamanho da lâmina cruzada para as cúspides linguais superiores por razões estéticas. Ambos os autores alegam um grande aumento na eficiência mastigatória. Na realidade, o esquema de Levin é uma versão das formas oclusais geradas funcionalmente, tal como descrito e utilizado por Mehringer em 1973, com a adição de inserções metálicas. A Myerson concebeu o FLX Vreedom em posteriores de "excursão lateral", que, quando colocado corretamente, se equilibra harmoniosamente como resultado da sua forma oclusal.

3) Dentes sem cúspide não anatómicos ou de grau zero

A presença de cúspides em dentes artificiais foi considerada por muitos dentistas como um problema demasiado difícil de controlar. Devido a essas dificuldades, o desenho do dente sem cúspide surgiu para perdoar muitos dos pecados cometidos pelo uso de dentes com cúspide.

Hall foi considerado um dos primeiros a conceber e a utilizar um dente sem cúspide. Introduziu este dente, a que chamou "dente com taça invertida" em 1929 e afirmou que eliminava os problemas de instabilidade da prótese devido à presença de taças nos dentes. O dente é muito semelhante a um dente concebido por Ash em 1858. O dente era plano com depressões concêntricas em forma de cone na superfície oclusal que, de facto, eram como cúspides invertidas. No entanto, na prática, as depressões ficavam obstruídas com alimentos e perdiam a sua eficácia, uma vez que este desenho não previa quaisquer saídas de emergência.

Myerson também desenhou um dente posterior sem cúspide em 1929, que ele chamou de "True-kusp". Tinha uma série de cristas transversais buco-linguais com canais entre elas.

Em 1934, Nelson descreveu dentes que ele chamou de posteriores 'chopping block', que tinham superfícies oclusais planas com numerosas cristas. Em 1939, Swenson desenhou um dente posterior chamado 'non-lock'. Estes eram essencialmente dentes planos com ranhuras para triturar e permitir que os alimentos saíssem da mesa oclusal. Proporcionavam contactos de equilíbrio, uma vez que proporcionavam uma inclinação vestibular e lingual modesta. Hardy, em 1946, concebeu um posterior superior e inferior com inserção metálica, a que chamou "VO" (Vitallium oclusal). Estes foram produzidos em blocos de resina de três dentes posteriores simulando uma fachada vestibular para dois bicúspides e um molar. Um ziguezague estreito de fita de vitallium foi embutido na superfície oclusal e correu mesiodistalmente, estabelecendo uma superfície metálica estreita, plana e convoluta que foi levantada ligeiramente acima da resina de revestimento. Em 1951, a The Myerson tooth corporation introduziu o primeiro dente de acrílico reticulado num esquema oclusal plano chamado dente "shear-cusp". Este dente corrigiu os problemas inicialmente encontrados com os dentes de acrílico, e a era moderna dos dentes de acrílico começou.

Entre os dentes posteriores não anatómicos mais invulgares encontram-se os Coe Mastications concebidos por Cook em 1952. O segundo pré-molar e o primeiro molar eram moldes planos de aço inoxidável com orifícios na superfície oclusal que saíam diagonalmente para uma porta e para a superfície vestibular. Estes dentes ocluíam com dentes superiores planos de porcelana para empurrar os alimentos através dos orifícios e de uma forma semelhante a um moinho que os quebrava em pequenas partículas9.

Em 1957, Bader introduziu o esquema "barra de corte", opondo dentes superiores sem cúspide de porcelana com uma barra de corte de metal, substituindo o segundo pré-molar, o primeiro molar e o segundo molar. Frush, em 1967, descreveu um conceito oclusal linear em que os posteriores maxilares e mandibulares eram planos, com uma única crista mesiodistal, geralmente no inferior. Numa história condensada do desenvolvimento das formas dentárias artificiais posteriores como esta, é evidente que a procura subjacente era a eficiência mastigatória com controlo das forças verticais e horizontais, para que a sua função fosse tão inócua quanto possível na boca edêntula altamente comprometida.

Dentes anatómicos versus dentes não anatómicos

A forma oclusal será decidida com base no tipo de oclusão a ser desenvolvida. Os dentes anatómicos e não anatómicos têm as suas próprias vantagens e desvantagens inerentes. A seleção dos dentes deve ser feita de acordo com o mérito individual de cada caso.

DENTES ANATOMICOS

Vantagens:

1. São considerados mais eficientes no corte dos alimentos, reduzindo assim as forças que são dirigidas ao suporte durante os movimentos mastigatórios. Esta afirmação é objeto de controvérsia.

2. Podem ser dispostos em oclusão equilibrada nas posições excêntricas dos maxilares (se os dentes monoplanos forem dispostos em equilíbrio, transformam-se numa única cúspide longa).

3. Quando as cúspides fazem contacto nas fossas na dimensão vertical correta de oclusão com a mandíbula em relação cêntrica, a posição é confortável. Esta posição é

um ponto de retorno definitivo, uma vez que, através da propriocepção, a mandíbula regressa a esta posição.

4. Assemelham-se mais aos dentes naturais e são, por isso, esteticamente mais aceitáveis.

5. Os contornos são mais parecidos com os dentes naturais; por conseguinte, serão mais compatíveis com o ambiente oral circundante.

6. Uma tentativa de oclusão sem taças é desorganizada porque a oclusão tem profundidade; não é um fecho súbito de superfícies planas.

Desvantagem:

1. É obrigatória a utilização de um articulador ajustável.

2. Os registos excêntricos devem ser feitos para os ajustes do articulador, sendo que os ajustes variam de dentista para dentista com os mesmos registos.

3. O encravamento mesiodistal não permite o assentamento da base sem que se desenvolvam forças horizontais.

4. A oclusão equilibrada e harmoniosa perde-se quando ocorre o assentamento.

5. As bases precisam de ser reequipadas rápida e frequentemente para manter a oclusão estável e equilibrada.

6. A presença de cúspides gera mais forças horizontais durante a função.

DENTES NÃO ANATÓMICOS

Vantagens:

1. Os dentes sem cúspide eliminam a possibilidade de contactos oclusais deflectivos quando não há alimentos na boca.

2. Muitos encerramentos da mandíbula ocorrem não só na proximidade da relação cêntrica, mas também anteriormente a ela. Isto apoia o conceito de que deve ser providenciada uma área de liberdade de contacto dentário na oclusão, anteriormente e lateralmente à relação cêntrica. Esta liberdade é facilmente conseguida através da utilização de dentes sem cúspide.

3. A utilização de dentes sem cúspide implica um menor dispêndio de tempo e esforço laboratorial, podendo assim reduzir o custo do tratamento ou poupar horas de trabalho ao dentista.

4. Quando os controlos neuromusculares são tão descoordenados que os registos das relações maxilares não são repetíveis, o dente em forma de cúspide não pode ser equilibrado. Os dentes sem cúspides são úteis para esses casos.

5. Devido à ausência de inclinações, as forças horizontais exercidas sobre os tecidos são reduzidas.

6. Com estes dentes, pode ser utilizada uma técnica simples e um articulador.

Desvantagens:

1. A sua forma anatómica é esteticamente inferior à dos dentes com cúspide.

2. Alguns pacientes queixam-se de ineficácia na mastigação ou penetração dos alimentos, o que torna as próteses mecanicamente ineficazes.

3. Provavelmente requerem a aplicação de força numa direção quase horizontal do movimento da mandíbula para cisalhar os alimentos, o que resulta em forças laterais contra as cristas residuais.

Seleção de formas de dentes posteriores

A seleção das formas dos dentes posteriores pelo dentista pode basear-se nas necessidades bioquímicas de cada doente. Não existe uma forma que seja a melhor para todos os doentes. Como já foi referido, existem vantagens e problemas com dentes anatómicos e não anatómicos. Payne discutiu a seleção das formas dos dentes posteriores de modo a satisfazerem as necessidades individuais e elaborou uma tabela para servir de guia. (Tabela 6.1). O dentista deve ser versátil e capaz de fazer escolhas e compromissos inteligentes.

1) Forma oclusal:

Para as cristas que proporcionam bom suporte e contorno, é apropriado tirar proveito da eficiência de fragmentação dos dentes com cúspides. Recomenda-se que os dentes 33^0 sejam modificados para uma inclinação de cúspide mais rasa ou que os dentes modificados sejam selecionados para controlar as forças laterais. À medida que a crista se reabsorve, sua capacidade de resistir às forças laterais diminui. Para controlar esta força lateral, os dentes são ainda modificados através da retificação para inclinações vestibulares mais rasas. Para cristas muito pobres que não oferecem nenhuma forma de resistência significativa às forças laterais, é indicado um dente não anatómico (plano ou monoplano) para minimizar a força horizontal.

A modificação da altura das cúspides oclusais também está relacionada com o espaço inter-ponte e com a distância da superfície oclusal à sua base de suporte. Uma grande distância entre as cristas cria um braço de alavanca mais longo através do qual a força criada pelas inclinações das cúspides pode atuar. Esta força pode ser controlada através da utilização de dentes progressivamente mais planos, à medida que a distância entre as cúspides aumenta. Nenhuma forma de dente oclusal proporciona uma eficiência mastigatória óptima e o controlo das forças não verticais para todos os tipos de cristas e para as várias distâncias e relações entre cristas.

2) Tamanho dos dentes posteriores:

A seleção do tamanho ou molde adequado do dente baseia-se em;

a) A capacidade das cristas de receber e resistir às forças de mastigação,

b) O espaço disponível para os dentes, e

c) As exigências estéticas.

Quando a crista inferior é forte, bem formada e coberta por uma área generosa de mucosa mastigatória (queratinizada) aderida, todo o espaço disponível pode ser usado, porque essa crista tem a capacidade de tolerar as forças da mastigação. Quando a crista é fracamente reabsorvida e coberta apenas por mucosa de revestimento, então o tamanho do dente posterior deve ser menor. Isto limitará a superfície oclusal, o que, por sua vez, minimizará as forças dirigidas a esse rebordo.

O espaço disponível para os dentes posteriores é de duas dimensões: o espaço mesiodistal e o espaço inter-arcos. Um método rápido e eficiente para selecionar o tamanho adequado do dente é medir com uma régua ou um medidor de espaço desde a distal do canino inferior até ao ápice da almofada retromolar. Esta medida do espaço agudo disponível é levada para a guia de moldes e relacionada diretamente com o tamanho dos moldes disponíveis da forma oclusal desejada. Quando a crista é pobre ou quando a inclinação do molar inferior é acentuada, deve ser selecionado um dente mais pequeno para satisfazer as limitações funcionais. A posição do segundo molar deve terminar sempre sobre tecido de suporte firme que não tenha uma inclinação acentuada para distal.

Os dentes artificiais com o mesmo tamanho oclusal são fabricados em vários comprimentos verticais. Deve ser selecionado o dente mais comprido que o espaço entre as cristas possa acomodar sem ranger, porque parece mais natural no corredor vestibular. Os requisitos estéticos dos dentes posteriores são geralmente satisfeitos quando os dentes de tamanho adequado são selecionados. Quando o canino é grande por razões estéticas mas as cristas são fracas, o que indica um posterior mais pequeno, é necessário utilizar um primeiro pré-molar grande de outro molde para satisfazer os requisitos estéticos. Uma outra forma de satisfazer este requisito estético é selecionar um molde maior para harmonizar com o requisito canino-primeiro pré-molar e depois modificar a dimensão mesiodistal do molde maior, rectificando o segundo pré-molar, o primeiro molar e o segundo molar nas suas margens de contacto para os encurtar para um comprimento distal total aceitável. Todas estas modificações de retificação devem ser cuidadosamente polidas antes da colocação dos dentes.

A medida mesiodistal para a seleção dos dentes posteriores, tal como descrita a partir da distal do canino até ao ápice da almofada retromolar, pode ter de ser ajustada para as relações ortognáticas e prognáticas da crista. Os dentes não anatómicos, tal como fornecidos pelo fabricante, têm contornos bucais estéticos pobres que não têm um aspeto natural. Esta linha reta de cúspides vestibulares pode ser tornada esteticamente aceitável, rectificando o contorno vestibular plano dos dentes para simular as inclinações mesial e distal do dente natural. Isto pode ser feito sem criar inclinações de desvio das cúspides porque a vestibular do dente não está em contacto oclusal durante os movimentos mandibulares cêntricos e excêntricos.

3) Tonalidade dos dentes posteriores :

A cor dos dentes posteriores deve harmonizar-se com a cor dos dentes anteriores. Por vezes, os dentes bicúspides maxilares são utilizados mais para fins estéticos do que funcionais. O volume influencia a cor dos dentes e, por esta razão, é aconselhável selecionar uma cor ligeiramente mais clara para os bicúspides se estes forem dispostos para fins estéticos. Podem ser ligeiramente mais claros do que os outros dentes posteriores, mas não mais claros do que os dentes anteriores.

4) Seleção do material para os dentes artificiais :

Durante muitos anos, a porcelana foi o material preferido para os dentes, devido ao desgaste rápido da resina acrílica. No entanto, com a tendência da porcelana para lascar e fraturar, os dentes de resina acrílica ganharam popularidade. As novas gerações de dentes de resina acrílica dura e os mais recentes dentes de resina composta diminuíram consideravelmente a utilização da porcelana durante a última década.

Os dentes posteriores de resina acrílica ou de resina composta são especificamente indicados quando se opõem a dentes naturais ou cujas superfícies oclusais tenham sido restauradas com ouro. Estes dentes de resina reduzem a possibilidade de os dentes artificiais causarem abrasão desnecessária e destruição das superfícies oclusais naturais ou metálicas dos dentes opostos. Os dentes de resina acrílica também são desejáveis quando o dente tem de ser excessivamente reduzido em altura devido a uma pequena distância inter-arcos. A ligação química dos dentes de resina com a base da prótese impede que estes dentes se separem da base da prótese.

5) Idade do doente e coordenação neuromuscular :

Alguns pacientes experimentam uma diminuição da coordenação neuromuscular à medida que atingem os setenta e oitenta anos. Nestas situações, os dentes posteriores não anatómicos podem ser preferíveis porque oferecem liberdade de movimento oclusal ao não bloquearem os dentes em nenhuma posição oclusal. Por outro lado, existem muitos pacientes cuja idade cronológica e idade biológica não coincidem; por exemplo, o paciente de setenta anos que parece e funciona como alguém de cinquenta anos. A utilização de dentes anatómicos neste caso pode não ser um problema, devendo ser considerados outros critérios. O contrário também pode ser verdade: um paciente de 50 anos com doença de Parkinson pode ter uma perda significativa do controlo neuromuscular, e os dentes não anatómicos estariam indicados.

6) Relação maxilomandibular :

A relação da mandíbula com a maxila, tanto na relação cêntrica da mandíbula como na oclusão cêntrica, é significativa. O doente com oclusão de Classe I de Angle pode ter dentes anatómicos ou não anatómicos, dependendo dos outros factores discutidos. O paciente com oclusão Classe-II de Angle pode ter uma grande discrepância entre a sua posição cêntrica da relação da mandíbula e a sua oclusão cêntrica habitual. Se existir uma grande discrepância entre as duas posições, o paciente pode ter melhores resultados com uma forma dentária não anatómica. Isto daria a este paciente a liberdade de se mover para a frente ou lateralmente da sua posição de relação cêntrica da mandíbula para a sua posição de oclusão cêntrica. Um dente anatómico colocado em máxima intercuspidação em relação à posição de relação cêntrica da mandíbula pode não servir, porque o doente provavelmente funcionaria anteriormente a essa posição. O doente com oclusão de Classe III de Angle pode ter uma mandíbula muito mais larga do que a maxila, resultando numa mordida cruzada. A utilização de dentes de prótese não anatómicos permite que estas relações anormais dos maxilares sejam mais facilmente acomodadas.

7) Preferência dos doentes:

Brewer, Reibel e Massif compararam os desempenhos para dentes anatómicos e não anatómicos entre 25 indivíduos. Os resultados foram que dois indivíduos preferiram o posterior anatómico, dois indivíduos preferiram o posterior não anatómico e dez não tiveram preferência. Dois indivíduos não completaram o estudo. As razões dadas para preferir os dentes não anatómicos incluíram "simplesmente sinto-me melhor"; "parece. Sentir, trabalhar melhor"; "mais suave"; falar e mastigar melhor"; dentes não tão altos"; e "mais confortável e mais espaço". Os dois indivíduos que preferiram os dentes anatómicos disseram que "têm melhor aspeto" e "mastigam melhor". Por conseguinte, ambas as formas de dentes foram consideradas adequadas e, entre os sujeitos com preferência, os dentes não anatómicos foram os preferidos.

Um segundo estudo comparou a oclusão lingualizada e a oclusão monoplana em 30 pacientes86. Dos pacientes, 67% preferiram o esquema oclusal lingualizado devido à melhor capacidade mastigatória, conforto e estética. Woelfel, Hickey e Allison compararam 0^0 , 20^0 , e 33^0 dentes posteriores em seis indivíduos, usando secções de dentes posteriores intercambiáveis. A preferência dos pacientes foi igualmente dividida.

UMA FILOSOFIA DA OCLUSÃO

A filosofia é a arte de formar, inventar e fabricar conceitos. É a busca da sabedoria ou do conhecimento. Uma filosofia razoável da oclusão da prótese total32 deve abordar o conforto, a função e a estética como necessidades primárias do doente. Diretamente relacionadas com estas três necessidades estão:

(1) Contactos dentários dos dentes maxilares e mandibulares opostos numa posição de relação do maxilar que demonstre reprodutibilidade;

(2) Os graus de orientação incisal estabelecidos através do posicionamento dos dentes anteriores do maxilar e da mandíbula:

(3) A ausência de contactos oclusais deflectivos e uma articulação de deslizamento livre entre os dentes anteriores e posteriores maxilares e mandibulares opostos durante os movimentos da mandíbula:

(4) A seleção e disposição das formas ou moldes dentários de modo a que as suas superfícies oclusais permitam uma remodelação oclusal para obter liberdade de movimentos e uma ausência de deflexão; e

(5) O posicionamento dos dentes anteriores e posteriores para proporcionar uma aparência natural.

1) Contactos dentários dos dentes maxilares e mandibulares opostos numa posição de relação do maxilar que demonstre reprodutibilidade.

Em geral, todas as oclusões de próteses completas têm certos factores comuns nos seus desenhos. Por exemplo, a maioria das oclusões requer que os dentes da prótese superior e inferior entrem em contacto em "oclusão cêntrica", quando a mandíbula está em relação cêntrica com o maxilar. Os contactos dos dentes nesta relação são estabelecidos para distribuir de forma óptima as tensões por toda a área de suporte da base da prótese, para preservar as estruturas de suporte que têm de suportar as cargas durante a função.

É geralmente aceite que a relação da mandíbula com os maxilares deve ser registada na posição mais retruída para máxima estabilidade e eficiência. A relação cêntrica é definida como a posição mais posterior da mandíbula em relação aos maxilares na dimensão vertical estabelecida. Esta definição tem em conta a natureza tridimensional da relação cêntrica e a posição horizontal do corpo da mandíbula que varia com a alteração da sua posição vertical, embora os côndilos permaneçam retruídos ao máximo. Mais especificamente, a relação cêntrica é a "posição mais retruída da mandíbula em relação ao maxilar a partir da qual podem ser feitos movimentos laterais num determinado grau de separação da mandíbula". Os hábitos, as talas musculares e, em alguns casos, a dor e o desconforto nas cristas residuais provocados por próteses mal ajustadas podem limitar a reprodutibilidade desta posição. No entanto, mesmo na presença de tais condições, a relação cêntrica continua a ser considerada a posição mais fiável e reprodutível da relação da mandíbula e a posição para desenvolver a máxima intercuspidação.

2) Grau de orientação incisal estabelecido através do posicionamento dos dentes anteriores maxilares e mandibulares.

O posicionamento das superfícies linguais dos dentes anteriores superiores em contacto com os bordos incisais dos dentes anteriores inferiores, quando os dentes posteriores estão em contacto na máxima intercuspidação, tem sido a abordagem mais utilizada no passado para oclusões de próteses. No entanto, esta disposição produz um ângulo de guia incisal acentuado que requer dentes posteriores com um ângulo de cúspide protrusivo acentuado para proporcionar uma oclusão de deslizamento livre suave durante vários movimentos da mandíbula. O número de dentes posteriores disponíveis com ângulos de cúspide tão íngremes ou altos é muito limitado. A disposição dos dentes anteriores maxilares com 0,5 a 1 mm de sobreposição vertical e 1 a 2 mm de sobreposição horizontal com os dentes anteriores mandibulares resultará numa orientação incisal baixa. Esta quantidade de sobreposição horizontal permitirá um movimento para a frente da mandíbula de aproximadamente 1 a 2 mm antes de qualquer um dos dentes anteriores entrar em contacto. Se o movimento para a frente exceder os 2 mm, a guia incisal dos dentes anteriores deve estar em harmonia com os ângulos das cúspides dos dentes posteriores. Uma guia incisal baixa permitirá que os dentes posteriores com ângulos de cúspide baixos funcionem em harmonia. Sem essa harmonia, ocorrerão contactos oclusais deflectivos na parte anterior da boca. Estes contactos dentários anteriores podem causar dor na mucosa de suporte por baixo da base da prótese e, eventualmente, uma reação inflamatória na mucosa em resposta aos contactos oclusais deflectivos.

3) Ausência de contactos oclusais deflectivos e uma articulação de deslizamento livre entre os dentes anteriores e posteriores maxilares e mandibulares opostos durante os movimentos da mandíbula.

A oclusão é "qualquer contacto entre as superfícies de incisão ou de mastigação dos dentes maxilares e mandibulares". Os tipos de oclusão mais frequentemente desenvolvidos para próteses completas são (1) anatómica, (2) monoplana e (3) oclusões lineares. Um fator que contribui para a quebra das estruturas de suporte durante a articulação dentária é a presença de contactos oclusais deflectivos durante os movimentos que se afastam da posição de máxima intercuspidação. Estas deflexões produzem o movimento das bases das próteses e, independentemente do seu grau de intensidade, a tensão transferida através das bases para as estruturas de suporte acaba por provocar irritação e inflamação da mucosa. Por esta razão, a harmonia das inclinações, ou a ausência de contactos oclusais deflectivos, e uma articulação de deslizamento livre, é de importância primordial na filosofia desenvolvida para a oclusão da prótese completa.

Os pacientes mantêm a mandíbula em várias posições antero-posteriores diferentes durante o repouso, a mastigação e a deglutição. Para além disso, os doentes edêntulos raramente apresentam uma relação esquelética de Classe I. A variação na localização ântero-posterior da mandíbula nessas condições pode ser tão grande quanto a largura de um pré-molar. A capacidade de se mover de uma posição para outra sem interferências oclusais é essencial. Se ocorrerem contactos oclusais deflectivos, estes devem ser eliminados para evitar uma resposta inflamatória na mucosa. A liberdade deve ser estabelecida através de procedimentos de remodelação oclusal.

4) Seleção e disposição das formas ou moldes dentários de modo a que as suas superfícies oclusais permitam uma remodelação oclusal para obter liberdade de movimentos e ausência de deflexão.

Uma influência importante na obtenção de uma oclusão de deslizamento livre suave durante os movimentos da mandíbula é a seleção e disposição dos moldes dentários adequados. Devem ser selecionadas formas dentárias com potencial para estabelecer contactos harmoniosos durante a articulação. A disposição desses dentes para satisfazer as exigências de articulação na máxima intercuspidação e durante os movimentos de afastamento da posição de relação cêntrica da mandíbula, geralmente requer alguma altura de cúspide nos dentes maxilares ou mandibulares. Esta altura de cúspide também é necessária para permitir a remodelação oclusal, que normalmente é necessária para desenvolver uma oclusão de deslizamento livre durante a articulação. Os dentes anatómicos satisfazem claramente este requisito. No entanto, eles podem não ser a escolha mais prática porque a quantidade de remodelação dentária necessária para obter a liberdade desejada pode ser extensa. A seleção e disposição dos dentes para obter uma oclusão de deslizamento livre também dependerá do conceito de oclusão selecionado para satisfazer a filosofia de oclusão.

5) Posicionamento dos dentes anteriores e posteriores para proporcionar naturalidade na aparência.

A forma e os contornos da maioria dos dentes anteriores foram concebidos tendo em conta a naturalidade. No entanto, esta nem sempre é a situação nalguns dentes posteriores. Um dente com uma aparência natural oferece seguramente o maior potencial para uma aparência agradável e realista. A disposição dos dentes anteriores maxilares e mandibulares para alcançar a naturalidade é uma consideração importante na oclusão da prótese total.

ERROS DE OCLUSÃO

Verificação de erros de oclusão;

1) Regulação do articulador

2) Eliminação de erros oclusais em dentes anatómicos

3) Eliminação de erros oclusais em dentes não anatómicos

4) Avaliação final dos contactos

Os erros de oclusão podem resultar de uma série de factores. Estes incluem:

1. Uma alteração do estado das articulações temporomandibulares (ATM),

2. Registos imprecisos da relação maxilomandibular pelo dentista,

3. Erros na transferência dos registos da relação maxilomandibular para o articulador,

4. Bases de registo temporárias mal adaptadas,

5. Não utilização do arco facial (com a consequente necessidade de alterar a dimensão vertical de oclusão no articulador),

6. Disposição incorrecta dos dentes posteriores,

7. Não fechar completamente os frascos durante o processamento,

8. Utilização de demasiada pressão para fechar os frascos, ou

9. Deformação das próteses devido a sobreaquecimento durante o polimento.

Todos estes são erros de técnica por parte do dentista ou do técnico de laboratório. Cada procedimento clínico e técnico tem a possibilidade de causar um erro que pode não ser notado até as próteses serem colocadas na boca do doente. Mesmo assim, os erros de oclusão podem não ser visíveis, a não ser que se utilizem procedimentos específicos para os detetar. Estes erros de oclusão devem ser eliminados antes da colocação da prótese, para que o tecido mole interposto entre o osso e as bases da prótese não seja distorcido por discrepâncias na oclusão.

Os erros de oclusão podem ser o resultado de alterações inevitáveis no próprio material da base da prótese. As resinas acrílicas encolhem quando passam de uma forma moldável para uma forma sólida. Têm um elevado coeficiente de expansão térmica e, ao arrefecerem após a polimerização, encolhem, causando alterações dimensionais. A maior quantidade de alterações ocorre quando as próteses são removidas dos moldes. Podem ocorrer mais alterações se for gerado demasiado calor durante o polimento das próteses. Posteriormente, a resina acrílica absorve água durante a utilização, resultando numa expansão. Todas estas alterações de processamento são inevitáveis, embora possam ser minimizadas através de técnicas cuidadosas e especiais.

É verdade que estas alterações são relativamente pequenas e o tecido mole que cobre o maxilar e a mandíbula distorce-se ou desloca-se o suficiente para permitir que as próteses sejam colocadas e toleradas pela maioria dos doentes. No entanto, quaisquer discrepâncias podem alterar as relações dos dentes entre si e devem ser eliminadas antes de as próteses serem usadas pelo doente.

As relações maxilomandibulares são relações osso-osso e, como tal, representam o estado entre dois objectos sólidos - os maxilares e a mandíbula. Estes ossos são cobertos por mucosa e tecidos submucosos, que são resilientes e deslocáveis. Devido a esta deslocabilidade, alguns dentistas consideraram que as próteses assentariam nos tecidos e que os pequenos erros de oclusão se corrigiriam por si próprios. Se isto for verdade, é feito à custa da saúde dos tecidos moles e, eventualmente, à custa do osso, porque o osso é um tecido mais plástico do que a mucosa. O osso, com o tempo, alterar-se-á para aliviar os tecidos moles do excesso de pressão. Assim, a não correção da oclusão antes de o doente usar a prótese pode causar a destruição dos rebordos alveolares residuais.

Alguns dos erros de oclusão podem ser eliminados substituindo os moldes com as próteses processadas ainda sobre eles, nas suas fixações originais no anticulador, e modificando as superfícies oclusais dos dentes através de um desgaste seletivo. Isto eliminará a maioria dos erros que são devidos às mudanças no processamento. Contudo, não eliminará os erros produzidos pelos registos de impressão ou de relação dos maxilares, nem eliminará os erros que se desenvolvem quando as dentaduras são removidas dos moldes ou são polidas. Por isso, novos registos interoclusais das relações cêntricas e excêntricas devem ser feitos quando as novas dentaduras são colocadas pela primeira vez na boca do doente.

Outros erros de oclusão surgem após o uso da prótese. As resinas acrílicas de que são feitas as bases das próteses absorvem água. Quando isto acontece, as bases expandem-se ligeiramente, alterando as relações dos planos inclinados das cúspides dos dentes anatómicos (cúspides). Quando as cristas residuais que suportam as próteses são favoráveis, esta relação alterada pode não ser percetível para o doente. No entanto, se uma ou ambas as cristas residuais estiverem muito reabsorvidas, o doente pode sentir dor debaixo da prótese como resultado da má oclusão. Nesta situação, as próteses devem ser novamente montadas no articulador com novos registos interoclusais das relações cêntricas e excêntricas e a oclusão deve ser corrigida através de um novo desgaste seletivo.

1) Verificação de erros de oclusão

A técnica de controlo para determinar se existem erros de oclusão não é difícil, mas requer a vontade de ver um erro. O dentista deve abordar esta observação com uma atitude negativa. Devem assumir que existe um erro e tentar encontrá-lo. Se simplesmente disser ao paciente para morder e depois olhar para os dentes, o erro de oclusão não será detectado. Com estas instruções, o doente fecha os dentes e estes tocam-se e deslizam para uma oclusão cêntrica, sem que o dentista ou o doente se apercebam desse toque e deslize. As próteses podem deslocar-se nas cristas, o tecido mole que suporta as próteses pode distorcer ou ser deslocado, ou a mandíbula pode mover-se para uma posição excêntrica sem ser detectada.

A mandíbula é guiada para a relação cêntrica (RC) por um polegar colocado diretamente na parte ântero-posterior do queixo, com instruções para o doente abrir e depois fechar até sentir o primeiro "toque de pena" nos dentes posteriores. Ao primeiro contacto, o doente é instruído a abrir e a repetir este fecho até ao momento em que se sente o contacto dos dentes, e depois o doente é instruído a "fechar bem". Este procedimento revelará erros na RC, pelo toque e deslizamento dos dentes uns nos outros.

A quantidade de erro oclusal e a localização dos contactos deflectores não são importantes neste teste; eles podem ser determinados depois das dentaduras terem sido montadas novamente no articulador. Normalmente, são mínimos e a sua localização exacta requer uma nova montagem. Se o papel de articulação for usado na boca para localizar os contactos oclusais interceptivos ou deflectivos, o deslocamento das bases da prótese, as distorções dos tecidos ou os fechos excêntricos feitos pelo doente, bem como a presença de saliva, podem impedir que as marcas do papel de articulação registem os erros com precisão. Os erros de oclusão são facilmente detectados e corrigidos quando as próteses são montadas com precisão no articulador.

As próteses devem ser remontadas no articulador através de registos interoclusais precisos (CR e protrusões são necessários para este procedimento) para o desgaste seletivo necessário para aperfeiçoar a oclusão.

2) Regulação do articulador

Depois de o gesso de montagem ter assentado, os registos interoclusais salientes são substituídos pelo registo interoclusal cêntrico e as guias condilares no instrumento são reajustadas. As guias condilares horizontais são desapertadas e o mecanismo é rodado até que ambas as próteses estejam perfeitamente encaixadas no gesso de montagem e nos registos interoclusais salientes. A inclinação condilar horizontal de cada lado é registada no gesso de montagem. Estes números são depois utilizados com a fórmula para definir a orientação condilar lateral. A orientação horizontal do côndilo, dividida por 8, mais 12 é igual à orientação lateral do côndilo: desaperta-se a porca do polegar que se encontra por cima do mecanismo de orientação do côndilo e roda-se o mecanismo em torno do eixo vertical até que os números correspondam à resultante da fórmula. De seguida, aperta-se a porca do polegar.

3) Eliminação de erros oclusais em dentes anatómicos

A correção final de qualquer desarmonia oclusal que possa existir na prótese, seja qual for a causa, é feita nesta altura através da retificação selectiva. O desgaste seletivo permite manter os factores desejados de forma dentária e oclusão. O papel de articulação de espessura mínima é utilizado para marcar os contactos reais dos dentes. Um papel mais espesso dá resultados enganadores. O papel é colocado entre os dentes, e as marcações são obtidas batendo-se os dentes um contra o outro na posição CR. Isto pode ser feito em ambos os lados ao mesmo tempo, se dois pedaços de papel fino e articulado forem presos à frente com um clipe de papel. Após as primeiras batidas no papel de articulação, aparecem apenas alguns pontos altos. Estes são removidos após um teste para determinar se os dentes mandibulares ou maxilares devem ser reduzidos no ponto de contacto.

A retificação é feita com as pedras de Chayes n.º 16, 11 e 5. O processo de marcação e a retificação são repetidos até que todos os dentes, exceto os anteriores, entrem em contacto em CO. Durante este procedimento de retificação cêntrica, o pino guia incisal é aliviado da sua contração na mesa de orientação incisal para permitir a ligeira redução da dimensão vertical que tem necessariamente de ocorrer. Após a remoção dos contactos oclusais deflectores cêntricos, o pino é colocado em contacto com a mesa de orientação incisal e é mantido em contacto durante o resto do procedimento de retificação. O papel de articulação fino é movido sobre os dentes em ambos os lados, o articulador é movido para uma das posições laterais, e os contactos são marcados em ambos os lados para o mesmo movimento lateral. As marcações mostram contactos nas cúspides vestibulares e linguais maxilares e mandibulares e nos incisivos maxilares e mandibulares no lado de trabalho. Também aparecerão marcas nas cúspides linguais dos dentes mandibulares. Se o pino se afastar da mesa de guia incisal durante este movimento lateral, as cúspides vestibulares dos dentes maxilares e as cúspides linguais dos dentes mandibulares no lado de trabalho são reduzidas com uma pedra montada.

As marcas do lado de balanceio são reduzidas na lingual das cúspides vestibulares mandibulares para eliminar os contactos oclusais deflectivos do lado de balanceio. O registo destas marcas é continuado com o mesmo movimento lateral, incluindo os movimentos intermédios, e a retificação destes contactos deflectivos é continuada até que o pino permaneça em contacto em todos os movimentos laterais e intermédios. Este procedimento de marcação e retificação é repetido para o movimento lateral direito. A retificação para corrigir oclusões laterais limita-se a alterar as inclinações linguais das cúspides vestibulares maxilares e as inclinações vestibulares das cúspides linguais mandibulares no lado de trabalho e as inclinações linguais das cúspides vestibulares mandibulares no lado de equilíbrio. Após o aperfeiçoamento da CO, as cúspides linguais dos dentes superiores e as cúspides vestibulares dos dentes inferiores não devem ser encurtadas.

Se o desgaste tiver sido feito nos movimentos laterais direito e esquerdo e nos movimentos intermédios, o desgaste em protrusão também terá sido conseguido. O teste com papel de articulação deve mostrar contacto em todas as arcadas das dentaduras maxilar e mandibular. Na medida em que os dentes da prótese são fixados como uma unidade, é permitido aliviar o contacto cêntrico dos quatro incisivos. Este alívio pode ser efectuado no momento da colocação dos dentes, o que permitirá a utilização de uma sobreposição vertical sem aumentar o ângulo da guia incisal.

A) Pasta de carborundum para correção da oclusão

A pasta de carborundum não deve ser utilizada para eliminar erros na oclusão de dentes com cúspides. Se for utilizada em oclusões cêntricas e excêntricas, a dimensão vertical será reduzida e as áreas de contacto das superfícies dentárias serão aumentadas desnecessariamente. As tensões da mastigação serão então distribuídas incorretamente e a perda de nitidez das cúspides causará uma diminuição do tamanho e do número de saídas de alimentos. Se for utilizada pasta de carborundum, o alisamento de irregularidades mínimas deve ser limitado a um ou dois movimentos de deslizamento do articulador.

B) Tipos de erros oclusais em oclusão cêntrica e sua correção

Podem existir três tipos de erros oclusais no CRO e cada um deles pode ser corrigido através de uma retificação específica para esse erro.

1. Qualquer par de dentes opostos pode ser demasiado longo e manter os outros dentes fora de contacto. Para a correção deste erro, as fossas dos dentes são, de facto, telescópicas uma para a outra. As cúspides não são encurtadas.

2. Os dentes maxilares e mandibulares podem estar demasiado próximos um do outro. Para a correção deste erro, procede-se à retificação das inclinações das cúspides, de modo a que as cúspides maxilares se inclinem para vestibular e as cúspides mandibulares se inclinem para lingual. No processo, as fossas centrais tornam-se mais largas, a cúspide lingual do dente maxilar torna-se mais estreita quando é retificada do lado lingual e a cúspide vestibular do dente mandibular torna-se mais estreita quando é retificada do lado vestibular. As cúspides não são encurtadas.

3. Os dentes maxilares podem estar demasiado para vestibular em relação aos dentes mandibulares. Para a correção deste erro, a cúspide lingual do dente maxilar é tornada mais estreita através do alargamento da fossa central, e a cúspide vestibular do dente mandibular é deslocada para bucal através do alargamento da fossa central. Com efeito, a cúspide lingual do maxilar é deslocada para lingual e a

cúspide vestibular do dente mandibular é deslocada para vestibular, de modo que os dentes se telescopam um no outro. As cúspides não são encurtadas.

C) Tipos de erros oclusais do lado do trabalho e sua correção.

Podem existir seis tipos de erros no contacto oclusal no lado de trabalho. Cada um destes erros provoca o afastamento de outros dentes do contacto e cada um deles exige a retificação selectiva de inclinações de cúspides específicas para a sua eliminação.

1. Tanto a cúspide vestibular do maxilar como a cúspide lingual inferior são demasiado longas. Para corrigir este erro, o comprimento das cúspides é reduzido por trituração para alterar a inclinação que se estende desde a fossa central até à ponta da cúspide. A fossa central não é aprofundada, mas as cúspides vestibulares maxilares e as cúspides linguais mandibulares são encurtadas para que os outros dentes se toquem nessa posição.

2. As cúspides vestibulares fazem contacto, mas as cúspides linguais não. Para a correção deste erro, as cúspides vestibulares dos dentes superiores são esmeriladas desde a fossa central até à ponta da cúspide, para encurtar a cúspide e alterar a inclinação lingual da cúspide, de modo a que esta fique menos inclinada.

3. As cúspides linguais fazem contacto, mas as cúspides vestibulares não. Para corrigir este erro, as cúspides linguais mandibulares são encurtadas alterando a inclinação vestibular da cúspide lingual mandibular para que não seja tão acentuada. A cúspide lingual maxilar não é encurtada e a fossa central não é aprofundada.

4. As cúspides vestibular ou lingual da maxila são mesiais às suas posições de intercuspidação. Este erro pode ocorrer juntamente com qualquer um dos três listados acima. Para sua correção, faz-se o desgaste de modo que as inclinações mesiais das cúspides vestibulares maxilares sejam deslocadas para distal quando as cúspides são estreitadas e as inclinações distais das cúspides mandibulares sejam deslocadas para frente. A mesma inclinação das cúspides é mantida neste procedimento.

5. As cúspides vestibulares ou linguais da maxila estão distais às suas posições de intercuspidação. Este erro também pode ocorrer juntamente com os erros vestibulolingual. Para a sua correção, a trituração é feita a partir da distal das cúspides maxilares e da mesial das cúspides mandibulares.

6. Os dentes do lado de trabalho podem não entrar em contacto. A causa deste erro é um contacto excessivo do lado do balanceamento.

D) Tipos de erros do lado do equilíbrio e sua correção.

Existem dois tipos de erros de balanceamento.

1. O contacto do lado de balanceamento é tão pesado que os dentes do lado de trabalho são mantidos fora de contacto. Para a correção deste erro, são feitos caminhos através das cúspides vestibulares dos dentes mandibulares para reduzir a inclinação da parte da cúspide que está a impedir o contacto dos dentes do lado de trabalho. Preserva-se o máximo possível de cada cúspide interferente. Não se faz o desgaste das cúspides linguais que possam estar envolvidas neste contacto.

2. Não há contacto no lado de balanceio. Para corrigir esse erro, é necessário encurtar as cúspides vestibulares dos dentes superiores e as cúspides linguais dos dentes inferiores no lado de trabalho. Nesse processo, as inclinações linguais das cúspides vestibulares dos dentes maxilares e as inclinações vestibulares das cúspides linguais dos dentes mandibulares tornam-se menos acentuadas. Não é feita nenhuma trituração nas fossas centrais.

4) Eliminação de erros oclusais em dentes não anatómicos

O exame da oclusão no momento da colocação da prótese revela frequentemente uma ou mais discrepâncias que podem ser atribuídas ao facto de os dentes terem saído do alinhamento durante as fases finais do procedimento laboratorial. É feito um registo CR interoclusal num material de registo de mordida com os dentes opostos fora de contacto. As próteses são montadas no articulador e são efectuados os seguintes procedimentos.

1. Após serem detectados através da articulação de papel entre os dentes, os contactos prematuros grosseiros (interceptivos oclusais) em RC são removidos pelos mesmos procedimentos utilizados para localizar e remover todas as interferências oclusais em oclusões laterais e protrusivas, sendo o desgaste feito nas superfícies oclusais dos dentes que parecem ter sido inclinados ou alongados no processamento. Em oclusão excêntrica, não se efectua qualquer retificação na porção distobucal do segundo molar inferior. Todo o desgaste em balanceio é feito na porção lingual da superfície oclusal do segundo molar superior.

2. Coloca-se pasta abrasiva nos dentes do articulador. Estes dentes são fresados quando o membro superior do articulador se move para dentro e para fora das excursões protrusivas e laterais direita e esquerda. Quando os dentes deslizam suavemente em todas as excursões, as dentaduras são removidas do articulador e lavadas. Raramente é necessária qualquer correção para obter uma oclusão equilibrada bilateralmente.

3. A retificação pontual é "feita para corrigir quaisquer pequenas discrepâncias no RC que permaneçam após a retificação com pasta abrasiva. O dentista ajusta-as depois de identificar a discrepância com papel de articulação - utilizando um movimento ligeiro de fita adesiva com o articulador e esmerilando as marcas para assegurar um contacto oclusal uniforme em oclusão cêntrica.

5) Avaliação final dos contactos

Quando o ajuste oclusal estiver concluído, os contactos dos dentes são cuidadosamente avaliados em RC e os vários movimentos excursivos. Após um polimento e limpeza cuidadosos das próteses, estas devem ser colocadas na boca do doente para avaliação dos contactos. Se todos os passos tiverem sido completados corretamente, os contactos serão clinicamente os mesmos que foram obtidos no articulador.

<u>RESUMO E CONCLUSÃO</u>

Um doente com um olho falso não pode ver e um doente com uma perna falsa não pode correr, mas muitos doentes esperam ter um aspeto e uma função com próteses tão bem ou melhor do que tinham com a sua dentição natural. Por conseguinte, as exigências que se colocam ao dentista que efectua a prótese removível são consideráveis. A natureza das estruturas de suporte das próteses completas e as forças que lhes são dirigidas pela oclusão criam um problema bioquímico especial. Os princípios biológicos, fisiológicos e mecânicos têm de ser considerados e cuidadosamente coordenados nesta nova oclusão criada pelo homem. Ao longo dos anos, têm sido propostas muitas soluções diferentes para dar ao paciente uma oclusão ideal.

Mas, infelizmente, a maior parte do material publicado sobre este assunto produziu apenas provas científicas limitadas e muitas questões sobre a oclusão da prótese total ficaram ainda sem resposta. O International Prosthodontic Workshop on Complete Denture Occlusion (Workshop Internacional de Dentisteria Protética sobre a Oclusão da Prótese Total), realizado na Universidade de Michigan, em Ann Arbor, em 1972, foi concebido para examinar as provas científicas disponíveis e para separar os factos dos comentários anedóticos relativos à oclusão. Sete secções formaram os grupos de trabalho básicos para esta reunião: 1) Osso alveolar, 2) Fisiologia dos movimentos dos maxilares, 3) Articuladores e articulação, 4) Padrões oclusais e disposições dos dentes, 5) Materiais dentários, 6) Alterações pós-inserção e 7) Factores humanos que influenciam a oclusão da prótese total.

A conclusão mais importante do seminário consta do relatório da secção sobre padrões oclusais e disposição dos dentes. Esta conclusão diz o seguinte "Atualmente, a escolha de uma forma ou disposição dos dentes posteriores para próteses completas é um procedimento empírico. A profissão dispõe de pouca ou nenhuma investigação de apoio relativamente ao efeito global na estética, função e manutenção a longo prazo dos tecidos de suporte. Todas as formas oclusais podem ser dispostas com ou sem equilíbrio bilateral. Na literatura, aparecem muitas afirmações e contra-afirmações que exaltam os méritos de um determinado conceito ou apontam as deficiências de outro. Dezenas de profissionais clinicamente competentes e intelectualmente honestos documentam experiências clínicas de uma forma muito subjectiva. Uma vez que as suas experiências diferem e as suas conclusões são contraditórias, o profissional tem de fazer a sua própria escolha. A investigação disponível não consegue identificar uma forma ou disposição dentária superior; por conseguinte, parece lógico utilizar a abordagem menos complicada que satisfaça os requisitos do doente".

Determinar a abordagem menos complicada não é uma tarefa simples e começa com o desenvolvimento de uma filosofia de oclusão ou com os princípios básicos considerados pelo clínico como sendo importantes para satisfazer as necessidades do paciente. Munidos destes princípios, os clínicos devem, em seguida, escolher um conceito de oclusão, ou a forma como os dentes entram em contacto uns com os outros durante as actividades funcionais e não funcionais, que melhor se adapte à filosofia oclusal. A seleção dos moldes dos dentes artificiais, ou o "esquema oclusal" para alcançar o conceito e assim cumprir a filosofia, é o passo final no desenvolvimento da abordagem menos complicada. Nenhum desses passos é simples, e não há nenhuma evidência científica sólida disponível para ajudar o clínico nesse processo. Eles são, na melhor das hipóteses, baseados na experiência dos clínicos e, embora suspeitos, são tudo o que temos para trabalhar até que a pesquisa prove o contrário.

O estudo da articulação e oclusão é um estudo que deve ter um interesse contínuo para o estudante de medicina dentária. Gysi afirmou: "A nossa compreensão do problema da articulação é atualmente tal que a profissão dentária pode aceitá-la com segurança e, ao fazê-lo, pode obter resultados maravilhosos. É claro que não devemos sonhar com uma panaceia para as capacidades protéticas".

REFERÊNCIAS

1. Boucher CO. Oclusão em Prostodontia. J Prosthet Dent 1953; 3: 633-56

2. Van Blarcom CW: O glossário de termos de prótese dentária (GPT-7). J Prosthet Dent 1999; 81: 39-106

3. Ash MM, Ramfjord SP: Fisiologia da oclusão. In: Ramfjord SP, Ash MM, editores. Occlusion, 2ndedt. Philadelphia; Pa: W.B.Saunders Company. 1971; 67-109

4. Mohl ND. Introdução à oclusão. In: Mohl ND, Zarb GA, Carlsson GE, editores. A textbook of oclusion. Chicago; ILL: Quintessence Publishing Co, Inc. 1988; 13-24

5. Watt DM, Mac Gregor AR. Equilíbrio oclusal. In: Watt DM, Macgregor AR, editores. Designing of complete dentures. Philadelphia: Saunders Company. 1976; 41-84

6. Celenza FV, Nasedkin JN. A Biologic consideration of centric relation based on skeletal and connective tissue responses. Oclusão: o estado da arte: Quintessence Publishing co. Inc. 1978; 13-127

7. Fenn HRB. Liddelow KP. Registo das posições de oclusão cêntrica e configuração dos dentes num articulador de linha plana. In: Fenn HRB e Liddelow KP, editores. Clinical dental prothetics. 2ª ed. Inglaterra: Staples printers limited 1967; 172-263

8. Carlsson GE, Haraldson T Mohl ND. The dentition. In: Mohl ND, Zarb GA, Carlsson GE, Rugh JD, editores. A textbook of oclusion. Chicago. Quintessence Publishing co, Inc. 1988; 57-69

9. Ortman HP. Oclusão de próteses completas. In: Winkler S, editor. Essentials of complete denture Prosthodontics (Fundamentos da Prótese Dentária Completa). 2edt. Delhi. Índia.1996; 217-249

10. Devan MM. Os problemas protéticos - Sua formulação e sugestões para sua solução. Prosthet Dent 1956; 6: 291-301

11. Jones P.M. A oclusão monoplana para próteses completas. J Am Dent Assoc. 1972; 85: 94-100

12. Zarb GA. Biomecânica do estado edêntulo em: Bouchers prosthodontic reatment for edentulous patients. Zarb GA, Bolender Cl, Carlson GE. editores 11ª edt. Nova Deli Índia Harcourt Brace & Co. Asia Ltd, 1998; 8-29

13. Brudevold F. estudo básico das forças de mastigação de um utilizador de prótese dentária. J Am DentAssoc. 1951; 43: 45-51

14. Howell AH. Brudevdd F. Vertical forces used during chewing of food. J. Dent. Res. 1950; 29:133-136

15. Yurkstas A, Curby WA. Análise da força do aparelho protético durante a função. J Prosthet Dent. 1953: 3: 82-87

16. Sheppard IM, Sheppard SM. Denture oclusion J Prosthet Dent. 1971; 26: 468-76

17. Gibbs CH, Mahan PE. Forças oclusais durante a mastigação e a deglutição medidas por transmissão de som. J Prosthet Dent. 1981: 46:443-9

18. Sears VH. Experiências em oclusão J Prosthet Dent. 1952; 2:22-5

19. Carlson GE. Considerações biológicas e clínicas na elaboração de registos da relação mandibular. In: Zarb GA. Bolender CL, Carlson GE.editores Boucher's Prosthodontic treatment for endentulous patients. 1 Ilhed. Nova Deli, Índia: Harcourt Asia PTE. LTD; 1999; 199-204

20. Heatwell CM. Rahn AC). Movimentos mandibulares, relação maxilo-mandibular, e conceitos de oclusão In: Heartwell CM, Rahn AO editores. Syllabus of complete dentures. 4ªed. Mumbai; Índia: Varghese Publishing House. 1992. p. 219-43

21. Ross IF. Fisiologia da oclusão. In: Ross IF, editor. Oclusão. Um conceito para o clínico. Saint Louis: The C.V.Mosby Company. 1970. P.3-18

22. Rugh J.D., Johnson RYV. Movimentos mandibulares. In: Mohl ND, Zarb GA. Carlsson QE, Rugh JD editores. A textbook of oclusion. Chicago. Quintessence Publishing co. 1988; 129-41

23. Hickey JC, Zarb GA, Bolender CL Relacionar o paciente com o articulador. In: Hicky JC. Zarb GA. Bolender CL, editores. Tratamento protético de Bouchers

para pacientes edêntulos, 9ª ed., St. St. Louis The C.V. Mosby Company, 1985. p. 306-23

24. Mohl ND, Davidson RM. Conceitos de oclusão. In: Mohl-ND. Zarb GA, Garrison GE, editores. Um livro de texto sobre oclusão. Chicago. Quintessence publishing. 1988; 161-75

25. Hall RE. Construção de próteses totais. JADA1929; 16:1157-98

26. Reynolds JM. Articuladores. In: Heartwell, Rohn AD, editores. Syllabus of complete dentures; 4thedt. Mumbai, Índia: Varghese Publishing House. 1992; 51-96

27. Hall RE. An analysis of the development of the articulator (Uma análise do desenvolvimento do articulador). J Am. Dent. Assoc. 1930; 17:3-51

28. Young HA. Diagnóstico de problemas em próteses dentárias completas. J Am Dent Assoc 49:39:185

29. Boswell JV. Oclusão prática em relação a dentaduras completas. J ProsthetDent 1951; 3: 307-21

30. Friedman S. Um padrão eficaz de oclusão em dentaduras artificiais completas. J. Prosthet Dent 1951; 1:402-13

31. ParrGR, Loft GH. The oclusal spectrum and complete dentures complete dental educ. 1982; 3: 241-50

32. Lang BR: Oclusão para o paciente edêntulo. Em Zarb GA, Bolender CL. Carlson GE, editores. Boucher's prosthodontic treatment for edentulous patients (Tratamento protético de Boucher para pacientes edêntulos). 11 thedt. New Delhi. Índia: Harcourt Asia. 1999; 262-78

33. Spec FG. O trajeto do côndilo da mandíbula ao longo do crânio. J Am Dent Assoc. 1980; 100: 670-75

34. Halperin AR, Garser GN, Logoff GS, Plekavich EJ. Seleção e disposição dos dentes posteriores. In: Mastering the art of complete dentures. Chicago: Quintessence publishing Co, 1988: 19-31

35. Hanau RL. Articulação definida, analisada e formulada. J Am Dent Assoc. 1926:13:1694

36. Levin B. Uma reavaliação das leis de articulação de Hanau e do Quinto de Hanau. J Prosthet Dent 1978; 39: 254-8

37. Zarb GA, Bolender CL Hickey JC, Carlson GE. Disposição dos dentes posteriores para harmonia funcional. In: Zarb GA, Bolender CL, Hickey JC, Carlson GE editores. Boucher's prosthodontic treatment for edentulous patients 10th edt. Nova Deli. Índia: Publicações. 1997; 437-67

38. Trapozzano VR. Leis da Articulação. J Proshet Dent 963: 13: 34-44

39. Lang BR. Thompson RM. Os ângulos das cúspides dos primeiros molares mandibulares artificiais. .1 Prosthet Dent 1972:28:26-35

40. Christensen FT. O efeito da orientação incisal na angulação das cúspides em oclusão protética. J Prosthet Dent 1961: 11:48-54

41. Christensen FT. A curva de compensação para dentaduras completas. J Prosthet Dent. 1960; 10: 637-48

42. Boucher CO. Discussão das leis da articulação. J Prosthet Dent 1963: 13: 45-8

43. Hickey JC. Woelfel JB: Influência dos esquemas oclusais na atividade muscular do paciente edêntulo. J Prosthet Dent 1963; 13:444

44. Kydd WL. A eficiência de comunicação de várias formas de dentes oclusais e a deformação associada da base da dentadura completa. J Am Dent Assoc 1960; 61:465-8

45. Scoope CC, Kydd WL. O efeito da forma da cúspide e da área da superfície oclusal na deformação da base da prótese. J Prosthet Dent 2002; 16: 30-8

46. Lang BR. Delsey CC. Workshop internacional de dentisteria protética sobre oclusão de próteses completas. Faculdade de Medicina Dentária da Universidade de Michigan. 1973; 147-59

47. Becker CM, Swoop CC Guckes AD. Oclusão lingualizada para próteses removíveis. J Prosthet Dent 1977; 38: 601-8

48. Sharry JJ, Askew HC. Influência das formas de dentes artificiais na deformação óssea por baixo de próteses completas. J Dent Res. 960; 39: 253-66

49. Beresin VE, Baresin M. biomechanical approach to the problem of prothetic occlusion. J Prosthet Dent. 1956; 6: 472-9

50. Smith DE. Simplificação da oclusão na prática da dentadura completa: Formas de dentes posteriores e procedimentos clínicos. Dent Clin North Am. 1970; 14: 493-517

51. KairesAK. Um estudo dos contactos da superfície oclusal em próteses artificiais. J Prosthet Dent1957; 75

52. KairesAK. Os contactos da superfície oclusal durante a mastigação. J Prosthet Dent 1959; 9: 952-8

53. Kelly E. Relação cêntrica, oclusão cêntrica e formas e disposição dos dentes posteriores. J Prosthet Dent 1977; 37: 5-11

54. SchuylerC.T. Serviço completo e discreto. Como influenciado pelas formas e materiais dos dentes Prosthet Dent. 1951; 1: 33-8

55. Schuyler CJ. Seleção e articulação de dentes para serviço de prótese total J Prosthet Dent. 1952; 2:730-6

56. Parr GR, Ivanhoe JR. Oclusão ligualizada: Uma oclusão para todas as razões. In: Egelmeier RL editor. Sanders Company. Dent Clin North Am 1996; 40: 103-12

57. Payne SH. Um conjunto posterior para satisfazer as necessidades individuais. Dent Digest. 1941-47:20-2

58. Pound E. Utilizando a fala para simplificar um serviço de prótese personalizado. J Prosthet Dent 1970; 24: 586-600

59. Frush JP. Oclusão linear. Int Dent J 1966; 35:788-97

60. Gronas DG, Stout CJ. Conceitos oclusais lineares para próteses completas. J Prosthet Dent 1974; 32: 122-9

61. Sears UH. Princípios e técnicas para a construção de dentaduras completas. St Louis: The C. V. Mosby Company. 1949; 296-7

62. De Van MM. O conceito de oclusão neutrocêntrica relacionado com a estabilidade da prótese. J Am Dent Assoc. 1954; 48:165- 9

63. BrudwikJS Wormley JR., Um método de desenvolvimento de oclusões monoplanas. J Prosthet Dent 1968; 19: 573-80

64. Jones. Uma oclusão posterior eficiente e não traumática. J Am Dent Asso. 1962; 64: 55-9

65. Kapur DD. O efeito dos factores da prótese no desempenho mastigatório. J Prosthet Dent 1965; 15: 85-7

66. Krogman WM. A avaliação do grau de desvio do normal na face e nos dentes. Oral Surg, Oral Med. & Oral Path. 1950; 3:44

67. Rapp R. A oclusão e o padrão oclusal dos dentes posteriores artificiais. J Prosthet Dent 19.54; 4:461-80

68. Hardy IR. Desenvolvimentos nos padrões oclusais de dentes posteriores artificiais. J ProsthetDent. 1951; 1:14-8

69. Gysi A. Dentes especiais para casos de mordida cruzada. Dent Digest. 1927; 33: 167-71

70. Sears VH. Channel type posterior tooth forms. J Am Dent Assoc, 1928; 15:111-7

71. Avery BW, Avery SK. Uma técnica de dentadura por mordedura em tesoura: Utilizando ângulos de incisão, planos paralelos e ranhuras divergentes. .1 Am Dent Assoc. 1930; 17: 1303-29

72. Francês. À medida que avançamos. Dent Items Interest 1935: 57: 730-41

73. Grane HF. O dente posterior de cúspide curva. J Am Dent Assoc 1936; 23:1072-8

74. Prazer MA. Oclusão protética: um problema de mecânica. J Am Dent Assoc 1937; 24:1303-18

75. Murrell GA. A gestão de próteses inferiores difíceis. J Prosthet Dent 1974: 32: 243- 50

76. Sosin MB. Reavaliação da forma dos dentes posteriores para próteses completas. J Prosthet Dent 1961; 11: 55-61

77. Levin B. Uma revisão das formas de dentes artificiais incluindo um relatório preliminar sobre um novo dente posterior. J Prosthet Dent 1977; 38: 3-15

78. Mehringer EJ. Oclusão gerada fisiologicamente. J Prosthet Dent 1974; 30: 373-9

79. Hall R. O dente com cúspide invertida. J Am Dent Assoc. 1931; 18: 2366-8

80. Bader W. A técnica da barra de Cutler. Dent Digest. 1957; 63: 65-7

81. Brewer AA Reibel PR & Nassif JJ. Comparação de dentes de grau zero e dentes anatómicos em próteses completas. J Prosthet Dent 1967; 17: 28-35

82. Heartwell CM, Rahn AO. Seleção de dentes. In: Hearhtwell CM, Rahn AO editores. Syllabus of complete denture. Índia: Varghese Publishing house 1992; 322-6

83. Zarb GA, BolenderCL, Carlsson GE. Seleção e disposição de dentes protéticos. In: Zarb GA, Bolender CL. Carlson EE, editores. Boucher's Prosthodontic treatment for edentulous Nova Deli; Índia. 1999; 231-61

84. Payne SH. Oclusões selectivas J Prosthet Dent. 1955; 5: 301-4

85. Passamonti G. Seleção de dentes posteriores. In: Passamonti G. editor. Atlas de próteses completas. Chicago: Quintessence Publishing Co: Inc. 1979; 29-40

86. Clough HE, Knodle JM, Leeper SH. Uma comparação entre a oclusão lingualizada e a oclusão monoplana em próteses completas. J Prosthet Dent 1983; 50: 176-79

87. Woelfet JB, Hicker JC, & Allison ML. Efeito da forma do dente posterior no movimento da mandíbula e da prótese. J Prosthet Dent. 1983; 12: 922-39

88. Zarb GA Me Gurney GP. Completando a reabilitação do paciente. In: Zarb GA Bolender CL. Carlsson GE, editores. Boucher's prosthodontic treatment for edentulous patients, 11th edt. Nova Deli: India Harcourt Asia LTD. 1999; 58-89

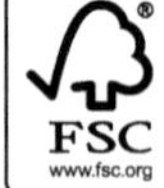

Printed by Books on Demand GmbH, Norderstedt / Germany